PERFECT MASTER

歯科国試
パーフェクトマスター

歯科放射線学

飯久保正弘・村上秀明 編著

第2版

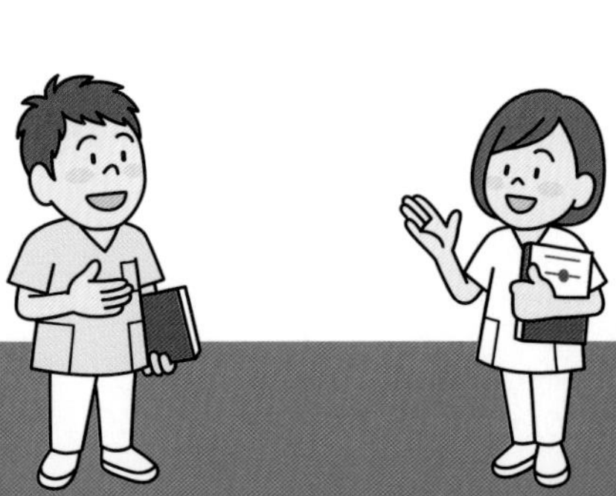

医歯薬出版株式会社

執筆者一覧

東北大学大学院歯学研究科病態マネジメント歯学講座
歯科医用情報学分野

飯久保正弘

小嶋郁穂

大阪大学大学院歯学研究科口腔分化発育情報学講座
歯科放射線学教室

村上秀明

眞嶋みなみ

本書中のマークの見方

Check Point	：各章の最も大切な項目
よくでる	：歯科医師国家試験に頻出の内容
CHECK!	：必ず押さえておきたい重要ポイント
	：大切なキーワード，キーポイント
	：理解を助ける補足
コラム	：著者からのアドバイス

This book is originally published in Japanese
under the title of :
SHIKAKOKUSHI PĀFEKUTOMASUTĀ SHIKAHŌSYASENGAKU
(Oral and Maxillofacial Radiology for National Board of Dental Examination)

Editor:

IIKUBO, Masahiro
Professer, Tohoku University Graduate School of Dentistry
MURAKAMI, Shumei
Professer, Osaka University Graduate School of Dentistry

ISHIYAKU PUBLISHERS, INC.
7-10, Honkomagome 1 chome, Bunkyo-ku,
Tokyo 113-8612, Japan

はじめに

「歯科放射線学って覚えることが多すぎて，どうやって勉強をすればいいかわからない」，と国家試験の勉強を始める学生たちからよく言われます．その背景に，近年の医用画像モダリティーの多様化と画像情報の利活用の高度化があげられます．現代の画像診断機器を駆使することで，以前では観察できなかった解剖学的構造や病変の微細な変化をみることができるようになりました．さらに，放射線治療装置の発達と国民の健康への意識向上により，自らのがん治療に放射線治療を選択するひとが増え，放射線生物学に対する正しい知識を患者に提供する必要性も増しています．そのこと自体は非常に素晴らしいのですが，最近の難しい歯科医師国家試験を受験する学生にとっては，新たに覚えなくてはならない歯科放射線学の知識は膨大となっています．

今回私たちは，“歯科国試パーフェクトマスター”シリーズとして歯科放射線学をまとめるにあたり，ポケットサイズに収まりながらも，歯科医師として知っておくべき知識を取りこぼすことなく記載し，さらに最新の技術・用語などを写真と表を用いて解説することで，学生に親しみやすい本となることを目指しました．特に学生にとって難解と思われがちな放射線物理学や放射線生物学に関しては，いつも楽しく学生の気持ちになって教育を行っている村上秀明教授に執筆を依頼しました．また，中堅や若手の教員にも執筆に参加していただき，学生にとって何が知りたいか，どうすれば理解しやすいかを話し合いながら作り上げました．

歯科放射線学を学ぶ最も大きな目的は，歯科疾患を正しく診断することです．診断「diagnosis」の語源は，ギリシャ語の dia（through）＋ gnosis（knowledge）です．執筆者一同，本テキストは国家試験対策のみならず，将来も必携となる実践的な知識（knowledge）が身に付くテキストであると確信しています．

2022 年 10 月

飯久保正弘

歯科国試パーフェクトマスター

歯科放射線学　第２版　目次

Chapter 1

放射線の性質と分類

Check Point

・放射線の性質と作用を理解する.
・電離放射線の分類を覚える.
・原子核の壊変と放射能を理解する.
・放射線の主な単位を覚える.

I. 放射線とは

・電離性を有する高いエネルギーをもった粒子線や電磁波のこと
・放射線を自然と放出する物質を放射性物質（放射性同位元素），その放射線を出す能力を放射能という.

CHECK! 電離とは

電子が原子から離れること. 原子はプラスにイオン化される.

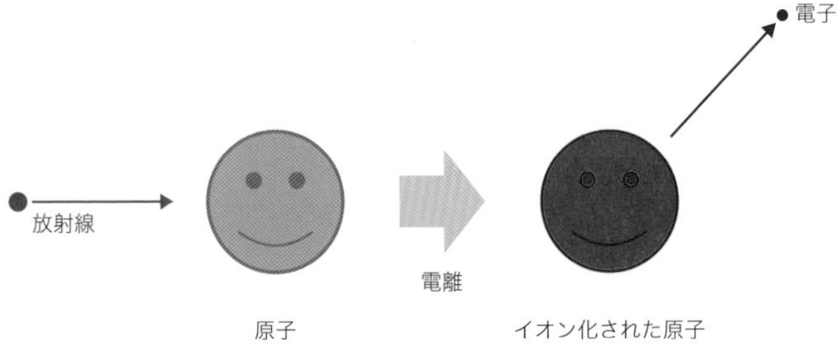

Ⅱ．放射線の分類

放射線は，粒子が高速で動く「粒子放射線」と，可視光線や電波に似た波の性質をもつ「電磁放射線」に分けることができる．

1）粒子放射線

放射線のうち粒子であるもの．質量をもつ．

2）電磁放射線

放射線のうち電磁波であるもの．質量も電荷ももたない．電磁波の1つであるため，光と同じ速さで進む．

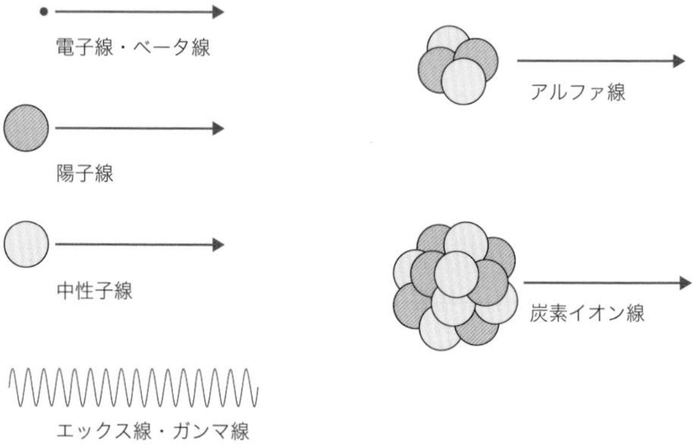

放射線の種類の概念図

- **粒子放射線**
  - **荷電粒子放射線（直接放射線）**
    アルファ線，ベータ線，電子線，陽電子線，陽子線，重粒子線（炭素イオン線など），など
  - **非荷電粒子放射線（間接放射線）**
    中性子線，ニュートリノ，など
- **電磁放射線**　エックス線，ガンマ線

粒子放射線と電磁放射線

CHECK!　電磁波とは

・進行方向に対して互いに直角な電場と磁場の相互作用によって伝わる横波の総称
・波長が短いと周波数は大きくなり，大きいエネルギーをもつ.
・波長により分類される.
・電磁波のなかで電離作用をもつのはエックス線とガンマ線のみである.

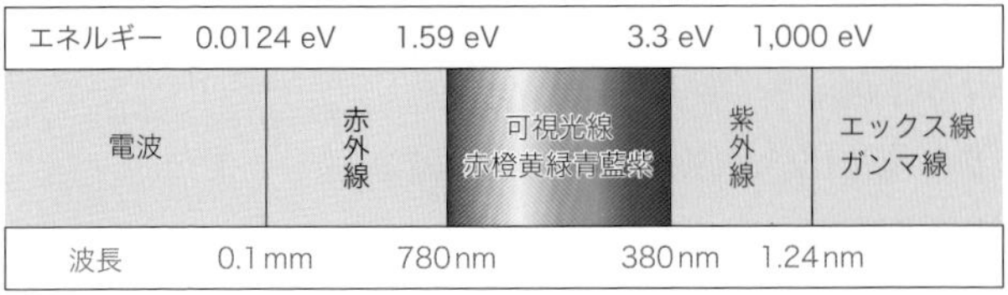

CHECK!　Duane と Hunt の法則

エックス線管球の管電圧と，生じるエックス線の最短波長は反比例の関係があり，その積は 1.24×10^{-6} となる.
（例）管電圧が 1,000 V のとき，最短波長は 1.24×10^{-9} m（1.24 nm）となる.
（例）管電圧が 60 kV のとき，最短波長は 2×10^{-11} m（約 0.02 nm）となる.

Ⅲ．原子核の壊変

不安定な原子核は，粒子や電磁波を放出して安定な原子核になろうとする.

1）α壊変（崩壊）

・アルファ粒子を放出して安定な原子核になろうとすること.
・陽子 2 個と中性子 2 個からなるアルファ粒子を放出する.
・α壊変した原子は原子番号が 2 つ，質量数が 4 つ減少した原子に変わる.

2）β^-壊変（崩壊）

・電子を放出して安定な原子核になろうとすること．

・中性子が１個減り，陽子が１個増える．

・質量数は変化しないが原子番号が１つ増える．

3）β^+壊変（崩壊）

・陽電子を放出して安定な原子核になろうとすること．

・中性子が１個増え，陽子が１個減る．

・質量数は変化しないが原子番号は１つ減る．

4）軌道電子捕獲

・陽子が軌道電子を原子核内に取り込んで中性子となること．

・原子番号は１つ減少するが質量数は不変である．

・内側の電子殻に空席が生じるため，外側の電子殻から電子遷移が生じ，特性エックス線の発生もしくはオージェ電子の放出が起こる．

5）γ壊変（崩壊）

・ガンマ線を放出して安定な原子核になろうとすること．

・原子番号も質量数も変化しない．

α壊変	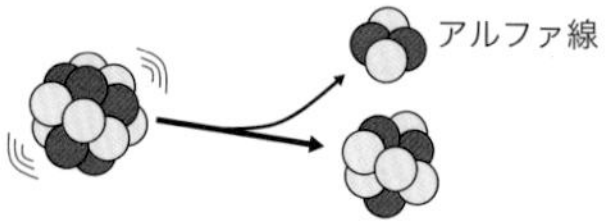	(例) $\nearrow \alpha$ $^{226}_{88}\mathrm{Ra} \longrightarrow {}^{222}_{86}\mathrm{Rn}$
β^{-} 壊変	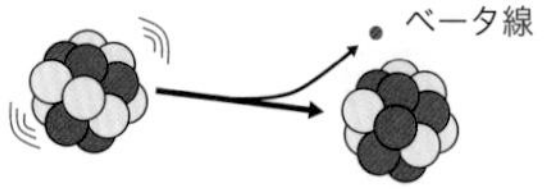 	(例) $\nearrow \beta$ $^{24}_{11}$Na $\longrightarrow$ $^{24}_{12}$Mg
γ壊変	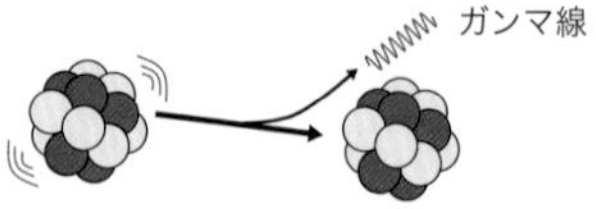	

Ⅳ．放射能

・単位時間に原子核の壊変を行う回数

・放射能の単位は Bq（ベクレル）

Ⅴ．放射線の単位

よくでる

多くの単位が存在するが，以下の 4 つが歯科放射線学では重要である．

1）照射線量（C/kg）

・エックス線やガンマ線が空気を電離することによって生成した電荷量

・電磁放射線が空気を電離する能力として評価したもの

2）吸収線量〔J/kg，特別単位：Gy（グレイ）〕

・物質の単位質量あたりに吸収されたエネルギー

3）等価線量〔J/kg，特別単位：Sv（シーベルト）〕

・放射線を被曝した人体の臓器の吸収線量に放射線加重係数を乗じたもの

・放射線が臓器などに及ぼす影響（確定的影響）を評価するための単位

4）実効線量〔J/kg，特別単位：Sv（シーベルト）〕

・各臓器が受けた放射線の等価線量にその臓器の組織加重係数を掛けた値の総和

・放射線がヒトに及ぼす影響（確率的影響）を評価するための単位

CHECK! 放射線加重係数 よくでる

・エックス線を1としたときの，他の放射線の種類による影響の度合いを重み付けするために使用する．
・たとえば，陽子は同じ吸収線量でエックス線のほぼ2倍の影響を及ぼすので2となる．

放射線の種類	放射線加重係数
光子(エックス線，ガンマ線)	1
電子，ミュー粒子	1
陽子，荷電パイ中間子	2
アルファ粒子，核分裂片，重イオン	20
中性子	2.5〜20.7

CHECK! 組織加重係数 よくでる

・全身に均一に照射された場合に1となるように，各組織や臓器に重み付けするために使用する．
・乳房，胃，肺，赤色骨髄，結腸に照射された場合はリスクが高い．

組織の種類	組織加重係数
赤色骨髄，結腸，肺，胃，乳房の5組織	0.12×5＝0.60
生殖腺	0.08
膀胱，肝臓，食道，甲状腺の4組織	0.04×4＝0.16
骨表面，脳，唾液腺，皮膚の4組織	0.01×4＝0.04
残りの組織	0.12

Chapter 2

エックス線機器，画像検査における医療情報

Check Point

- エックス線の発生を理解する．
- エックス線発生装置の特徴を理解する．
- エックス線の強度と発生効率の式を覚える．
- エックス線検出器のしくみを理解する．
- DICOMについて理解する．

Ⅰ．エックス線発生の4つの具備条件（エックス線管球に求められるもの）

よくでる

電子を加速して運動エネルギーを与え，タングステンなどの原子番号の大きい金属に衝突させてエックス線を発生させる．

①熱電子の放出：陰極フィラメントを加熱して自由電子をつくる

②高い管電圧：電子を加速する

③管球の真空性：電子の方向と運動を保つ

④陽極ターゲットの存在：電子の阻止

Ⅱ．エックス線管の構造

エックス線発生の具備条件を満たすための構造．

①熱電子の放出のための高熱となる陰極フィラメント（タングステン製）

②高い管電圧のための昇圧装置

③管球の真空性を保つガラス容器

④熱伝導性のよい銅でできた陽極にターゲットとしてのタングステン板が埋め込まれている

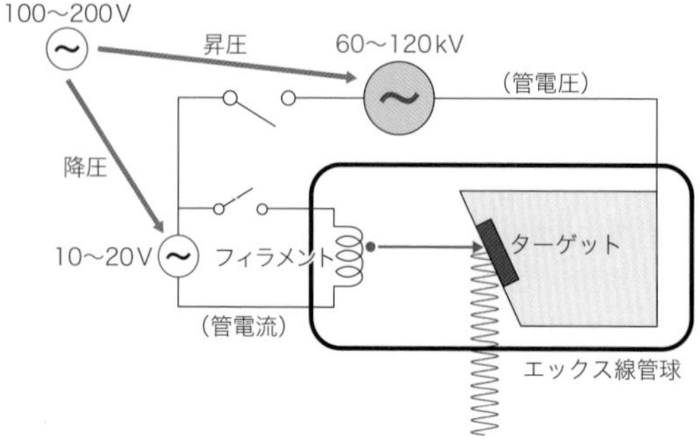

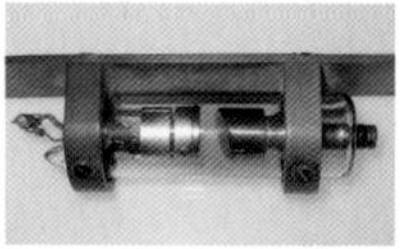
エックス線管球の写真

Ⅲ. エックス線の発生

・エックス線を発生させるには，エックス線管の中で電子を高速に加速して，ターゲットの金属に衝突させる.

・このときの電子とターゲットの金属の相互作用によってエックス線が発生する.

・エックス線発生の様式には2通りある.

A 制動エックス線（連続エックス線）の発生

・加速された電子が金属原子の原子核の横を通った際，電子は原子核のもつ正の電荷に引きつけられ，ブレーキ（制動）がかかったように速度が落ちる.

・速度が落ちるということは，運動エネルギーが失われたことを意味し，失われたエネルギーがエックス線として放出される.

・電子の運動エネルギーの失われ方はさまざまで，発生するエックス線はさまざまなエネルギーをもつので，連続エックス線ともよばれる.

B 特性エックス線（固有エックス線）の発生

・加速された電子が金属の電子に衝突し，内殻の軌道電子を弾き飛ばしたとき，内殻に空席ができる．

・このとき，外殻の電子がより安定な状態を求めて内殻に落ち込んでくる．

・外殻の電子のほうが内殻の電子よりも大きなエネルギーをもっているため，エネルギーが余ることになる．

・この余ったエネルギーが光やエックス線になる．このエックス線を特性エックス線とよぶ．

・特性エックス線は衝突する金属により決まったエネルギー（波長）をもち，物質固有なので固有エックス線ともいわれる．

・特性エックス線を発生させるには，金属の原子核と電子の結合エネルギーよりもぶつける電子の運動エネルギーを大きくする必要がある．

・ぶつけられる金属は十分に大きな原子番号でないとエックス線は出ない．小さな原子番号の物質ではエックス線ではなく紫外線や可視光線が出る．

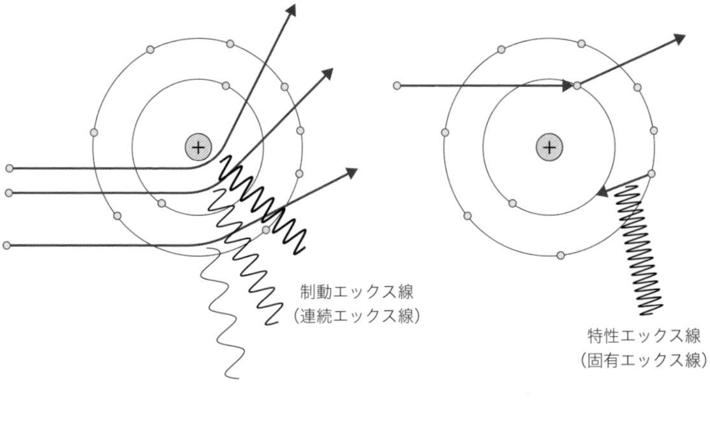

Ⅳ. エックス線撮影装置

A 点火装置

・フィラメントへ電圧をかけ，フィラメント表面に自由電子（熱電子）を発生させる（点火させる）装置.

・2 種類の点火方式がある.

1）同時点火方式の装置

エックス線照射スイッチを ON にすると，フィラメントの加熱と管球への高電圧付与を同時に行うもの.

2）先点火方式の装置

・エックス線照射スイッチとは別にもう一つフィラメントを先に加熱するためのスイッチが設けられている装置のこと.

・短時間の撮影でも安定したエックス線量を得ることが可能.

B 陽極

・陽極は高熱になるため，熱伝導性の高い銅で囲まれている.

・電子がぶつかるターゲットはタングステンでできている.

・電子がぶつかってエックス線が発生する場所を焦点とよぶ.

C 収束装置

フィラメントから出る熱電子をターゲットの方向に収束させるもの.

D 整流装置

ダイオードなどを使って，電流を一方向に流すもの.

E ろ過（フィルター）

・人体に有害でしかない長波長エックス線をアルミニウム板などで除去すること.

・管電圧が 70 kVp 以下の装置の場合，アルミニウムの厚さで 1.5 mm 以上と定められている．

F 絞り（コリメータ）

・鉛製の絞り
・エックス線の広がりを防ぎ，必要最低限の照射野を得る．
・口内法エックス線撮影装置では，コーン先端での照射野を直径 6 cm 以下にすることが定められている．

V．エックス線の強度と発生効率

1）発生強度

発生強度＝比例定数×原子番号×(管電圧)^2×管電流×時間

2）発生効率

発生強度をエックス線管に供給した電力量（管電圧×管電流×時間）で割ったもの．

発生効率＝比例定数×原子番号×管電圧

CHECK!　ターゲットにタングステンが使われる理由

・原子番号が 74 と大きくエックス線の発生効率が高い．
・実際的には，診断用エックス線装置の発生効率は約 1％と低く，ほとんどが熱となる．タングステンは融点が高く（3,380℃），電気伝導性，熱伝導性にも優れている．

Ⅵ. エックス線フィルムと増感紙

1）エックス線フィルムの構造

・ポリエステル製の支持体（ベース）の両面に乳剤が塗布されている．

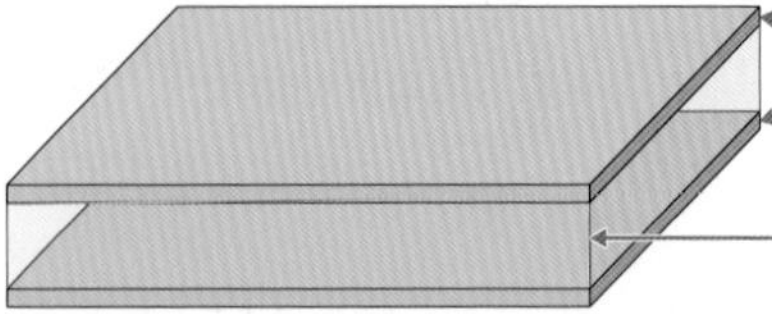

・乳剤の主成分はハロゲン化銀（AgBr や AgI など）で透明である．

・このハロゲン化銀にエックス線があたり，現像すると銀粒子となって黒くなる．

・エックス線があたらなかった乳剤は，定着の段階で溶けてなくなる．

2）エックス線フィルムの種類

ノンスクリーンタイプとスクリーンタイプがある．スクリーンとは増感紙のことをさす．

(1) ノンスクリーンタイプ

・主に口内法撮影に用いられる．

・エックス線に対しての感度が高い．

(2) スクリーンタイプ

・主に口外法撮影時に，増感紙にはさんで用いられる．

・可視光線に対しての感度が高い．

3）増感紙

・感度を 10 倍以上にするためのもので，照射線量は 10 分の 1 以下となる．

・ただし，増感紙を用いると鮮鋭度は低下する．

・ベースに蛍光体が塗布されている．

・蛍光体の主成分は $CaWO_4$ や Gd_2O_2S である．

・エックス線のエネルギーを可視光線に変換する．

4）歯科用エックス線フィルムパック

・フィルムを遮光紙で包み，後方散乱線の遮蔽のために鉛箔が入ったパック

・鉛インクの番号シールがついている場合もある．

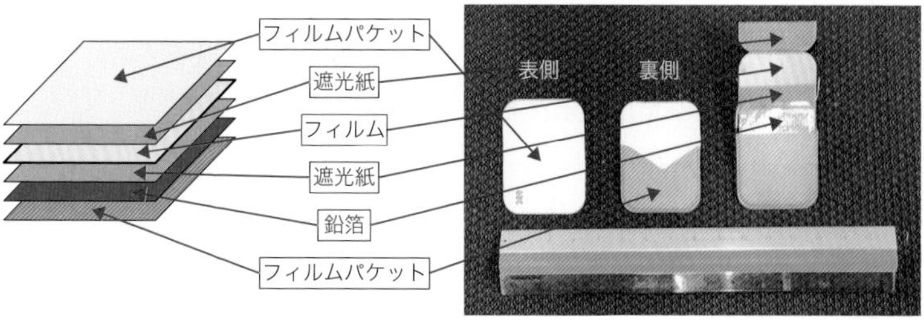

Ⅶ．デジタルエックス線検出器

歯科領域では，エックス線の受光器として，フィルムの代わりに半導体エックス線検出器やイメージングプレート（IP）が用いられる．

1）半導体エックス線検出器

・入射エックス線を電気や光に変換する．

・CCD センサーや CMOS センサーがあり，即時性が高い．

2）IP

・輝尽発光現象を利用

・半導体エックス線検出器に比べて，即時性に劣る．

Ⅷ．画像検査における医療情報

1）デジタル画像処理

・平面（二次元）画像のデータを，画素ごとに二進法の数値データとすること

・画素をピクセル（pixel）とよび，二次元画像の最小単位となる．

・三次元画像の最小単位はボクセル（voxel）とよばれる．

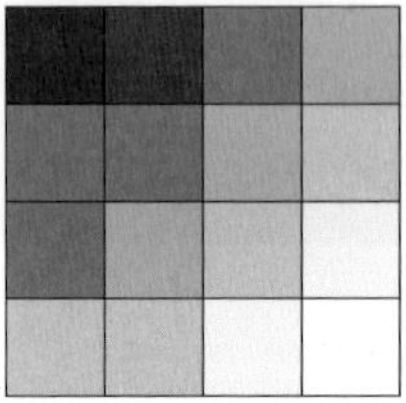

4×4 ピクセルでできた画像

0	1	3	8
3	3	8	10
3	8	10	13
10	10	13	15

ピクセルの数値化

0000	0001	0011	1000
0011	0011	1000	1010
0011	1000	1010	1101
1010	1010	1101	1111

ピクセルの数値の二進法表記

2）DICOM（Digital Imaging and COmmunications in Medicine）

・デジタル撮影した医用画像のフォーマットと，医用画像機器間の通信プロトコルを定義した標準規格

・セルの大きさや数，CT などの断面画像ではスライスの厚さや間隔などの情報が記されている．

・患者の個人情報は最低限のもののみとなっている．

3）PACS（Picture Archiving and Communication System）

・医用画像システムのこと

・デジタル撮影した医用画像の DCIOM データを，通信，保管，閲覧，管理するシステム

Chapter 3

エックス線画像の形成

Check Point

・エックス線の減弱を理解する.
・エックス線フィルムの現像のステップを理解する.
・エックス線フィルムの特性曲線を理解する.

Ⅰ. エックス線画像形成の概念

・エックス線は被写体を通過する際に，透過・減弱・散乱・吸収される.
・その程度は，エックス線のエネルギーの強弱のほか，被写体の厚さ，密度，および原子番号によって変化する.
・被写体を通過した後のエックス線の強弱をエックス線（被写体）コントラストとよぶ.
・エックス線コントラストは目に見えないので，可視化する必要がある.
・可視化の手段として，アナログ方式（エックス線フィルム＋現像）とデジタル方式がある.

Ⅱ. エックス線と物質の相互作用

・画像診断領域では，光電効果とコンプトン効果が主である.
・これらによって，エックス線は吸収・散乱され，弱くなる.
・外部照射法の放射線治療領域では，主にコンプトン効果によってエックス線は弱くなる.

A 光電効果

・エックス線が原子の軌道電子と衝突し，もっているすべてのエネルギーを軌道電子に与え，みずからは消滅する．

・エネルギーを受け取った軌道電子は原子外に飛び出す（光電子とよぶ）．

・内殻の軌道に空席が生じるため外殻の電子がその空席に落ち込む．

・このときに特性エックス線が発生する．

・入射エックス線のエネルギーが小さく，物質の原子番号が大きいときに起きやすい．

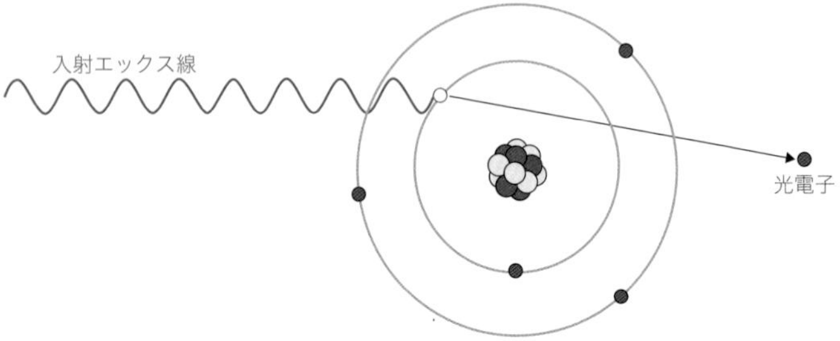

B コンプトン効果

・エックス線が物質の電子（自由電子）と衝突したとき，もっている一部のエネルギーを電子に与え，エネルギーが弱まる（波長が長くなる）現象

・エネルギーを受け取った電子は原子外に飛び出す（コンプトン電子とよぶ）．

・エネルギーの弱まったエックス線を散乱線とよぶ．

・散乱線はエックス線画像の画質を低下させ，人体にも有害である．

・管電圧が高いほど，被写体が厚いほど，照射野が大きいほど散乱線が多く発生する．

・散乱線は方向性がないのでフィルム面に達すると画像のコントラストは低下する．

・散乱線はグリッドにより除去できる.
・コンプトン効果を繰り返す間にエックス線のエネルギーは弱くなり,ついには光電効果を起こして物質に吸収されてしまう.

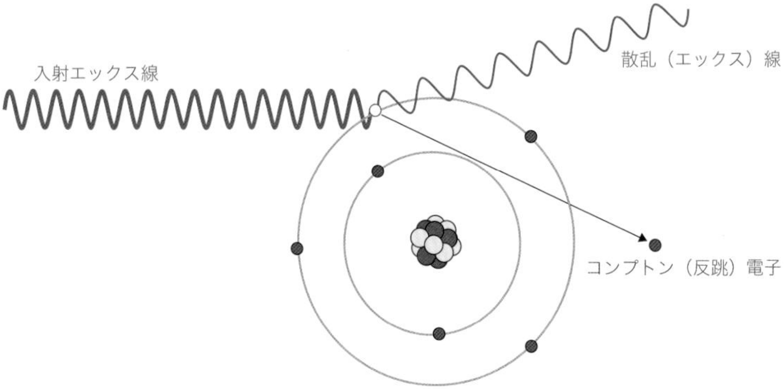

Ⅲ. エックス線の減弱

・エックス線は,「焦点からの距離」と「物質との相互作用」によって減弱される.
・エックス線の強さは,焦点からの距離の2乗に反比例する.
・物質にあたると,物質の原子番号,密度および厚みによって減弱される.
・エックス線の波長が長いほど減弱されやすい.

Ⅳ. 焦点・被写体・受光器の幾何学的関係

エックス線管球の焦点，被写体，フィルムなどの受光器の位置関係によって，被写体の画像は拡大したり歪んだりする．

①拡大

被写体が焦点に近いと，像は拡大する．

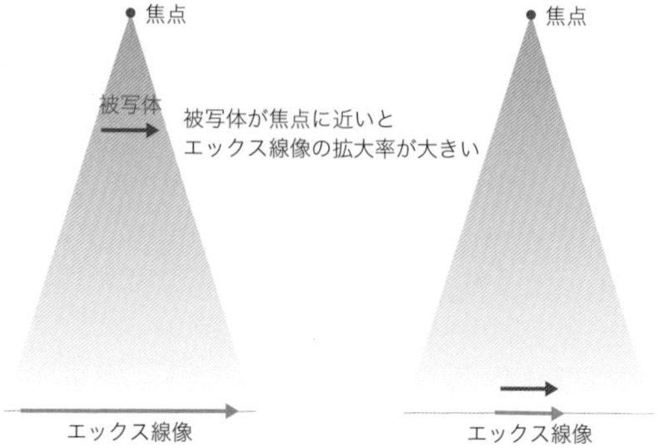

②歪み

エックス線の主線が被写体の中央を通らない場合は，像は歪む．

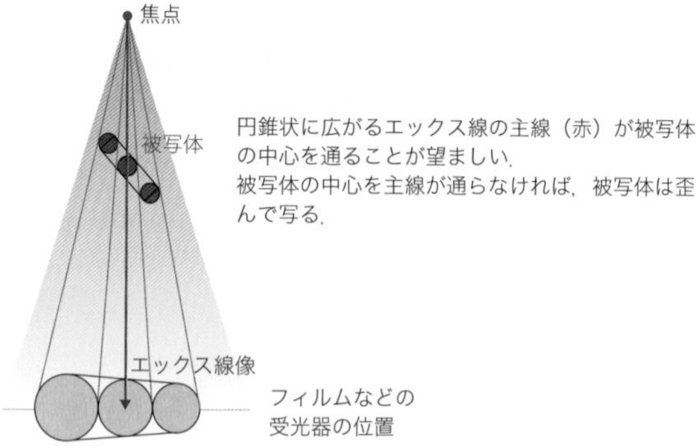

③ぼけ

焦点が大きいと像はぼける.

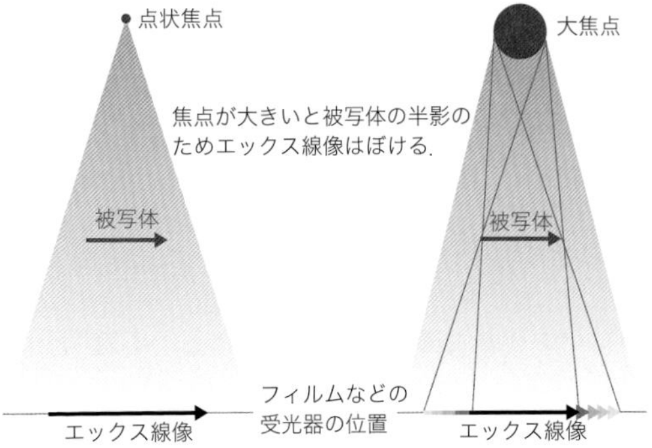

④接線効果

入射するエックス線に対して接線上に存在するものは，よりはっきり写し出されること.

⑤重積効果

2つの被写体のうち，一方の被写体のエックス線減弱係数が大きい場合，他方の被写体が映し出されないこと.

CHECK! 焦点の大きさ

- ターゲット上で，電子が当たる範囲が焦点であり，実焦点という.
- エックス線の主線方向からみたものを実効焦点という.
- 実効焦点は，実焦点より小さい.
- 実効焦点が大きいと，半影ができて，画像がぼける（鮮鋭度が低下する）.

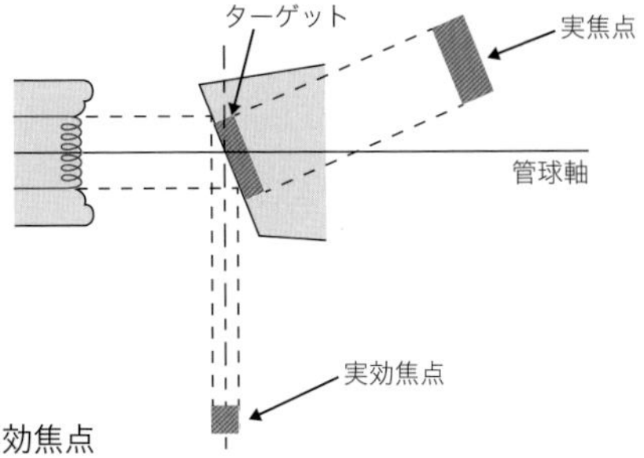

実焦点と実効焦点

Ⅴ．エックス線フィルムの現像

・エックス線がフィルムに当たることを感光とよぶ．当たった部分を潜像とよぶ．

・感光した部分を黒く，感光しなかった部分を白くするために，現像が必要となる．

・現像のステップは，（狭義の）現像，定着，水洗，乾燥の 4 つである．

①現像

・感光したハロゲン化銀を還元して金属銀にし，不透明とする（黒く見える）．

・主剤はアルカリ性のメトールやハイドロキノンなど

②定着

・感光しなかったハロゲン化銀を酸で溶かし，透明とする（白く見える）．

・主剤は酸性のチオ硫酸ナトリウムなど

③水洗

流水下で，フィルム上に残存する化学物質や定着液を洗い流す．

④乾燥

乳剤の水分を除去して，表面を安定させる．

CHECK!　現像の時期

・フィルムの乳剤は撮影前よりも撮影後のほうが何倍も感光性が強い．
・撮影後も潜像の退行現象が起き，放置しておくと像が消えてしまう．
・したがって，撮影後は可能な限りすぐに現像するのが望ましい．
・すぐに現像できないときは十分に遮光した冷暗場所で保存する．

Ⅵ. エックス線フィルムの特性曲線 よくでる

・フィルムに到達したエックス線の線量と，現像後の黒化度の関係を表す曲線をフィルムの特性曲線（フィルムの黒化度曲線）とよぶ.

・下図のAをカブリ，AからBまでを足，BからCまでを直線部分，CからDまでを肩とよぶ.

・BC間の傾きをコントラストとよぶ.

・BC間の幅（両頭矢印の長さ）を寛容度とよぶ.

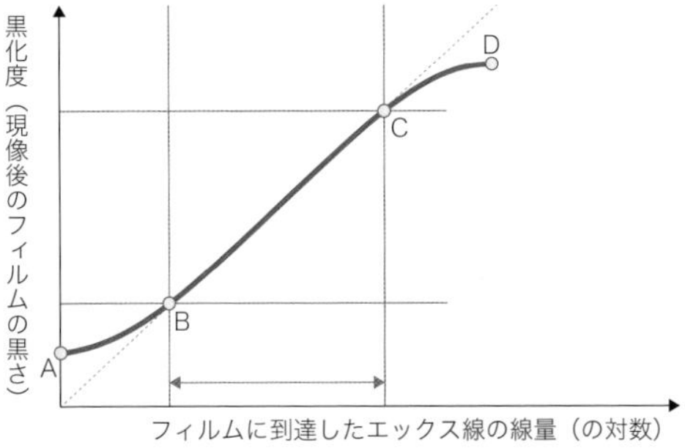

①感度

・同じ照射線量でどれほど写真が黒くなるか.

・グラフの上下で判断する.

②コントラスト

・異なる照射線量をどれほど写真上の黒白とできるか.

・グラフの傾きで判断する.

③カブリ

・未照射フィルムを現像した部分の黒化度

・フィルムの使用期限切れ，貯蔵時の温度や湿度が高いとカブリが増す.現像温度が高い，現像時間が長いとカブリは増す.

・グラフの縦軸との切片で判断する.

④寛容度

・どれほどの範囲のエックス線の大小を正しく写真上の黒白とできるか.

・グラフの直線部分の横軸の長さで判断する.

Ⅶ. 画像の評価 よくでる

・画像は，白黒のコントラストがついており，境界部分がハッキリして，細かい部分まで観察できるものが望ましい.

・コントラスト，鮮鋭度，解像度などで画像を評価する.

・コントラストのことを濃度分解能ともいう.

・解像度のことを空間分解能ともいう.

・濃度分解能と空間分解能に時間分解能をあわせて画像の分解能とよぶ.

コントラストが高く，鮮鋭度も高い

コントラストは低いが，鮮鋭度は高い

コントラストは高いが，鮮鋭度は低い

コントラストは低く，鮮鋭度も低い

①コントラスト（contrast）

黒い部分と白い部分のメリハリがどれほどついているか.

②鮮鋭度（sharpness）

境界部分がどれほどハッキリ・くっきりしているか.

③解像度（resolution）

どれほど細かい部分まで見分けることができるか.

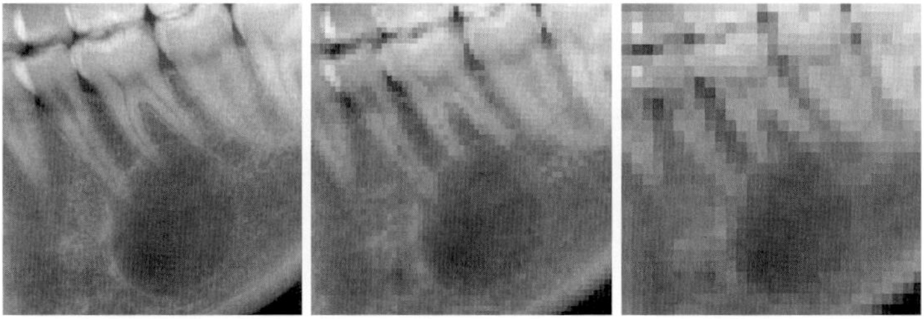

解像度が高い画像　　解像度が低い画像

Chapter 4
エックス線撮影法（口内法，口外法，パノラマ，CT）

Check Point

- ・エックス線を用いた各種撮影法の画像形成を理解する．
- ・エックス線を用いた各種撮影法の撮影時の注意点を理解する．
- ・エックス線を用いた各種撮影法の適応を理解する．

Ⅰ．口内法エックス線撮影

- ・フィルム（検出器）を口の中に入れて撮影する方法のこと．
- ・二等分法（等長法），平行法，咬翼法，咬合法がある．

CHECK! 二等分法（等長法），平行法，咬翼法のフィルムの位置づけとエックス線照射角度

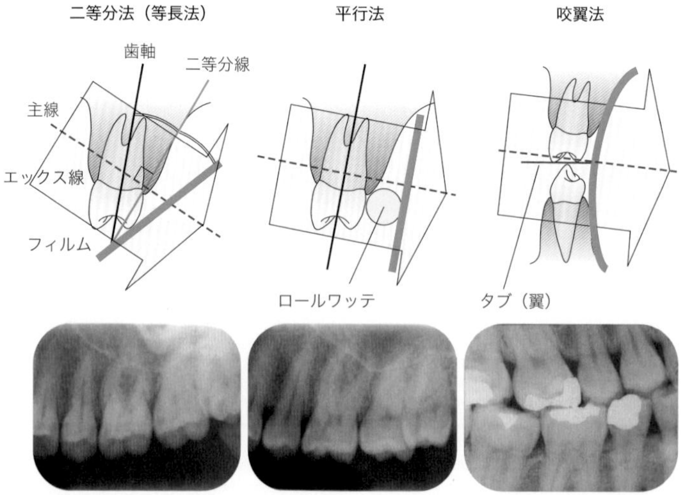

A 二等分法（等長法）エックス線撮影

・歯の長さを実長に等しく撮影する方法.

・歯全体が映し出されるために最も頻繁に用いられる撮影法.

・特に根尖部の診査には適している.

1）頭部固定

・撮影する側の咬合平面を床に平行にする.

・上顎：鼻翼–耳珠線が床と平行　下顎：口角–耳珠線が床と平行

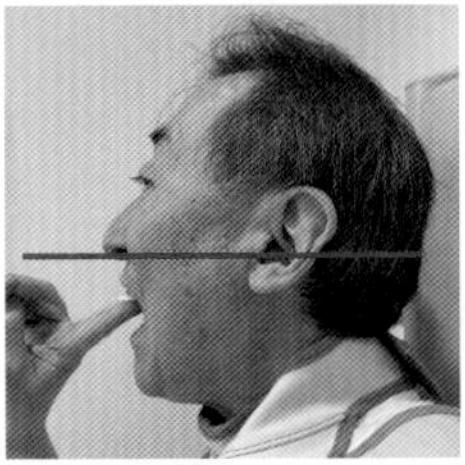

上顎撮影時の頭部固定

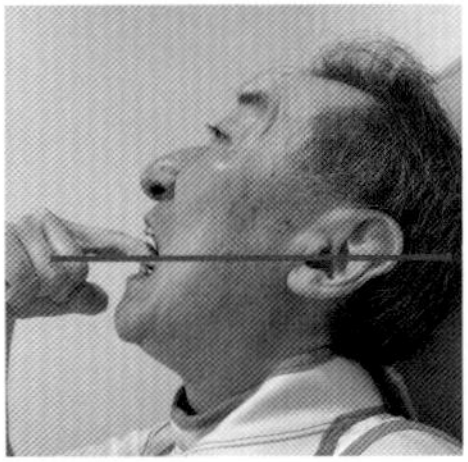

下顎撮影時の頭部固定

2）フィルム（検出器）の位置づけ

・前歯・中切歯・犬歯・小臼歯では縦，大臼歯では横.
　犬歯・小臼歯は，少し遠心方向に倒して位置づける.

・フィルムマークは歯冠側に位置づける.

・全顎の歯を撮影する場合は，10 枚法または 14 枚法で撮影する.

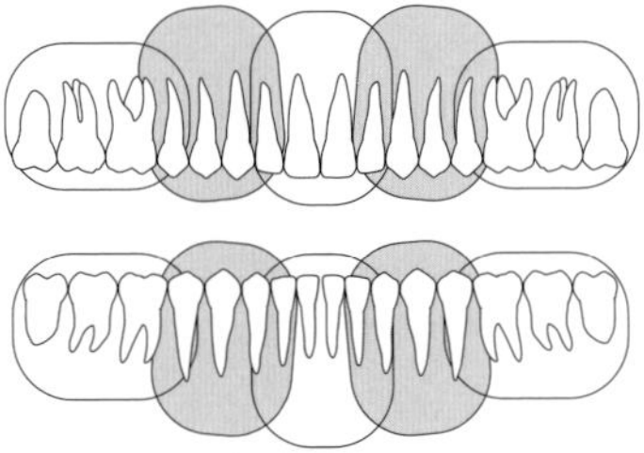

10 枚法

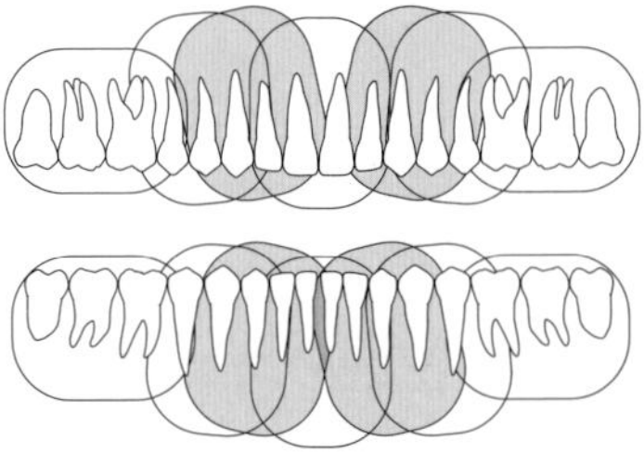

14 枚法

3）エックス線の照射角度

①水平的角度

・主に正放線投影で行う（隣接面の観察が可能）.

・偏心投影では隣在歯が重なるが，頬側根と口蓋根を分離して観察することが可能.

正放線投影　　偏心投影（偏近心投影）

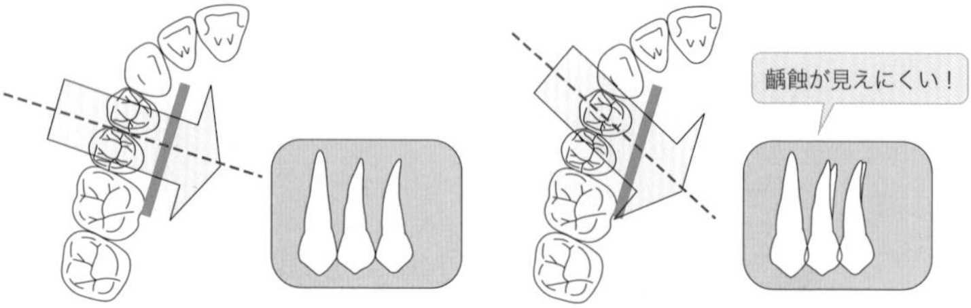

接触点が重ならない
頬側根，口蓋根が重なる

接触点が重なる
頬側根，口蓋根が分離される

②垂直的角度

・歯軸とフィルムの間にできた角度の二等分線（仮想）に対して直角にエックス線の主線を投射する（p.24 参照）.

・主線の角度が，水平に近づくほど歯は実長よりも長くなり，垂直になるほど短くなる.

3）コーンの位置づけ

・コーンの先端は患者の皮膚に接するようにする.

・撮影対象の中心にエックス線の主線を投射する.

・照射野にフィルムが入っていないと，照射されない部分（コーンカット）が生じる.

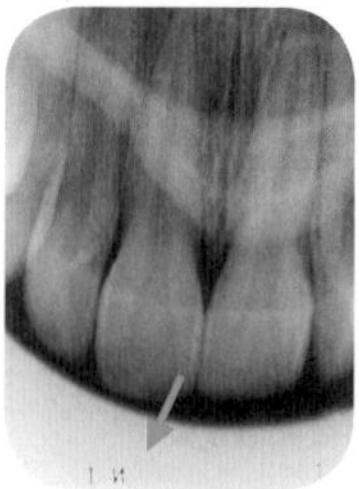

コーンカット

B 平行法エックス線撮影

・歯軸とフィルムを平行に位置づける.

・口蓋や口腔底が浅い場合は，根尖が映らない.

・像の歪みが少ない.

1）フィルム（検出器）の位置づけ

歯とフィルムの間の空隙にスポンジやワッテを挿入するか(p.24 参照)，フィルムホルダーを使用する．

2）照射コーンの選択と照射角度

- 歯とフィルムが離れるため，歯が拡大される．そのため，拡大率の少ないロングコーンが用いられ，ロングコーン・パラレルテクニックともよばれる．
- 主線は，歯軸に直角に照射する．

CHECK!　焦点，被写体，フィルムの位置関係と像の拡大

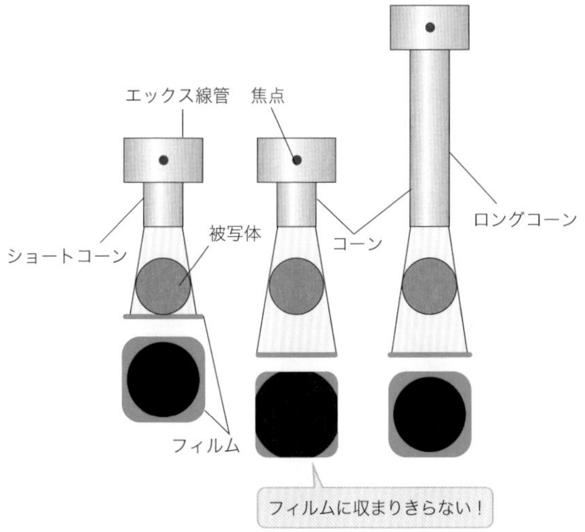

被写体-フィルム間距離が大きくなると像が拡大する．
焦点-被写体間距離が長いと像の拡大が少なくなる．

CHECK!　二等分法と平行法の違い

1）歪み

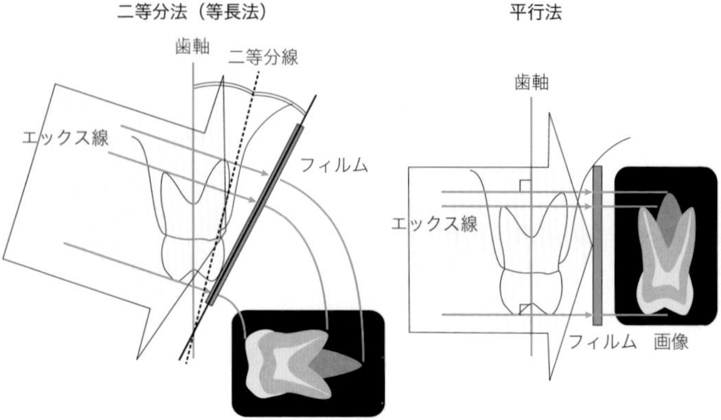

二等分法では，頬側根は短く，口蓋根は長く歪んだ画像となる．一方，平行法は本来の形に近く映し出される．

2）齲蝕の検出

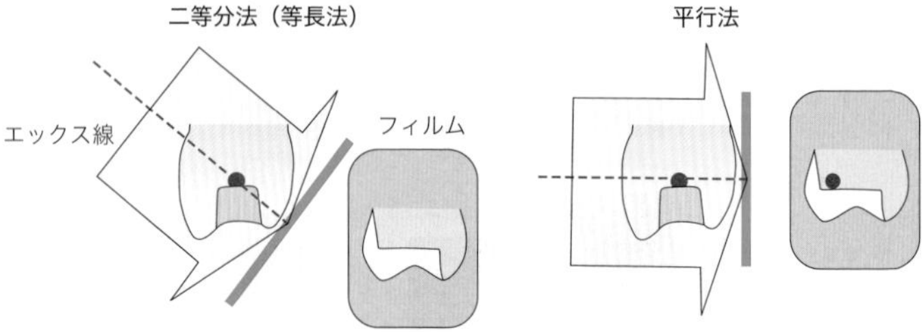

二等分法では，修復物直下の齲蝕は隠れてしまうが，平行法では検出できることがある．

C 咬翼法エックス線撮影 よくでる

・フィルムに咬翼法用の翼（タブ）を貼り，翼を咬合させて撮影する（p.24参照）.

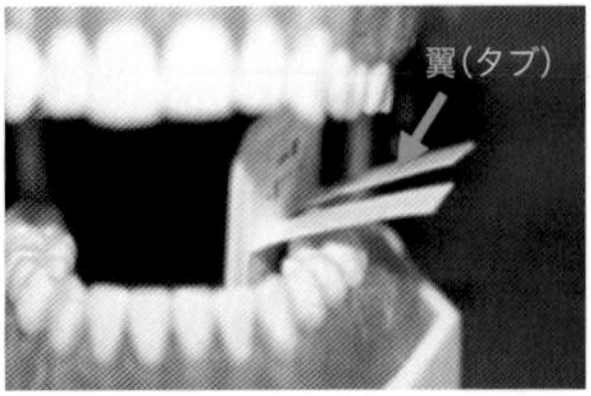

・水平より 8〜10° 上方からエックス線を照射する.

・上下顎臼歯部の歯頸部まで観察でき，根尖は映らない.

・隣接面齲蝕，修復物の適合状態，歯槽骨頂の診査に適している.

D 咬合法エックス線撮影 よくでる

フィルム自体を咬んで撮影する.「翼」を咬んで撮影する咬翼法と間違わないように！

二等分法や咬翼法と比べて大きなフィルムを用いる.

1）二等分方向投影法

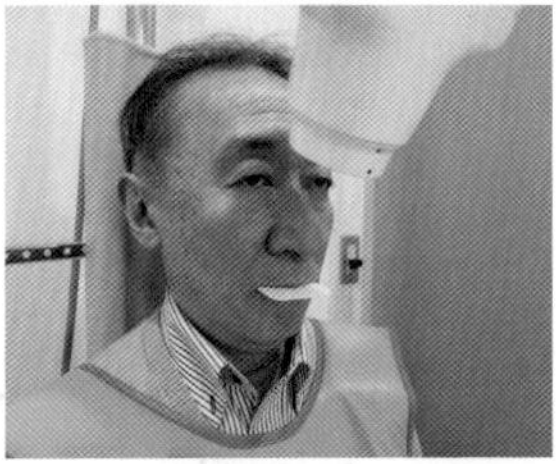

・投影角度は二等分法に従う.

・広範な病変の撮影が可能

・正中埋伏過剰歯や歯根嚢胞の診査に適している.

2）軸位方向投影法

・エックス線の主線を歯軸と平行となるように設定

・顎骨の頬舌方向の情報や口底の情報（唾石の有無など）の診査に用いられる.

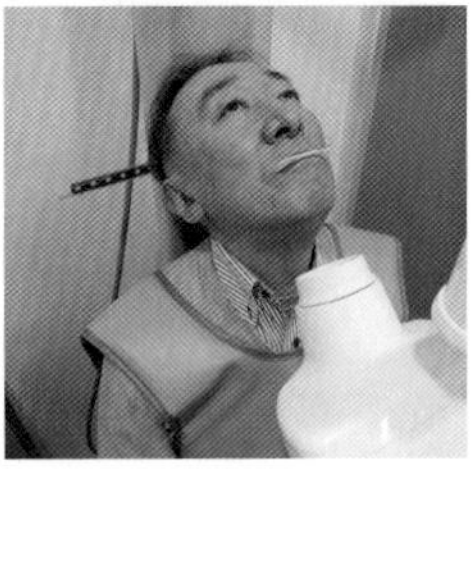

CHECK!　咬合法のエックス線照射方向

咬合法（二等分方向投影法）

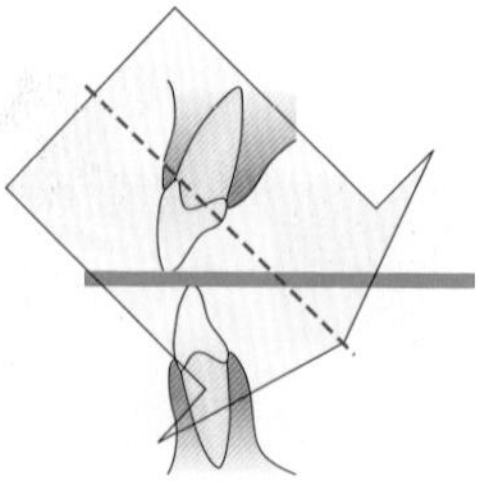

咬合法（軸位方向投影法）

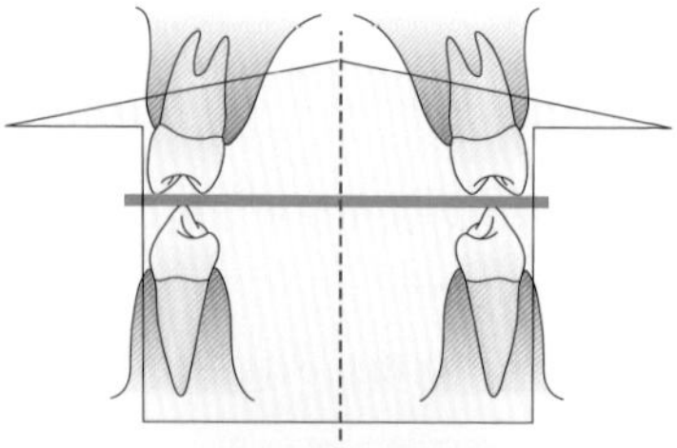

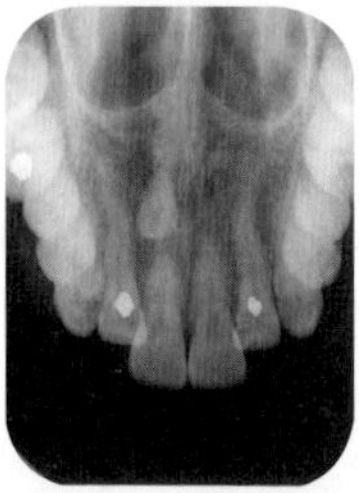

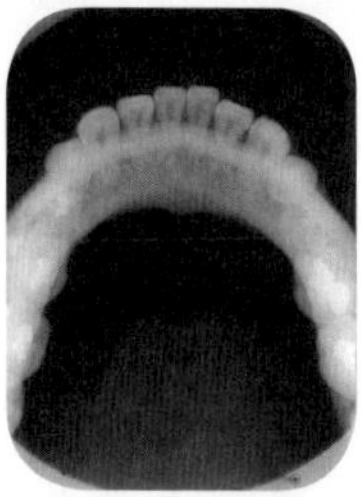

Ⅱ．顎顔面頭蓋部エックス線撮影（口外法単純撮影）　よくでる

・フィルム（検出器）を口の外に置く撮影法

・グリッドを用いる（散乱線による解像度の低下を防ぐ）.

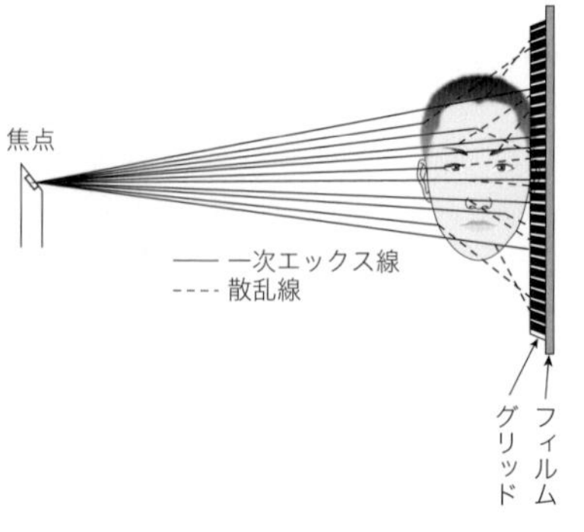

A 頭部および上顎骨を中心とする撮影

・頭部後前方向エックス線撮影（P-A）

・頭部側方向エックス線撮影（Lateral）

・Waters 法エックス線撮影

・軸方向エックス線投影法（Axial）：頭頂・オトガイ下方向, オトガイ下・頭頂方向

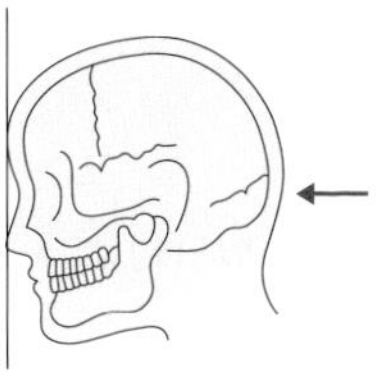

頭部後前方向
エックス線撮影法

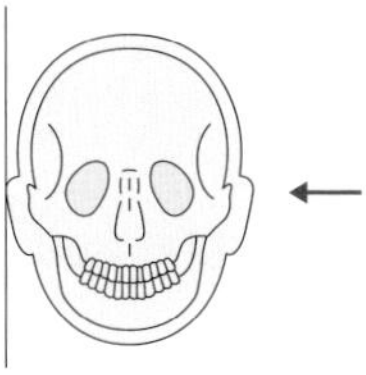

頭部側方向
エックス線撮影法

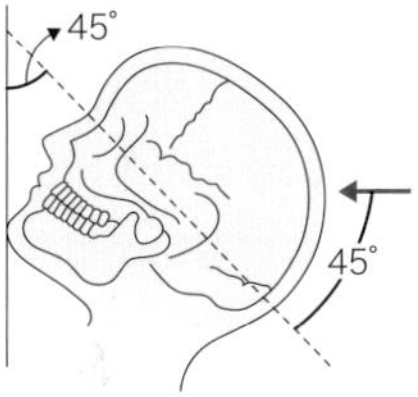

Waters 法

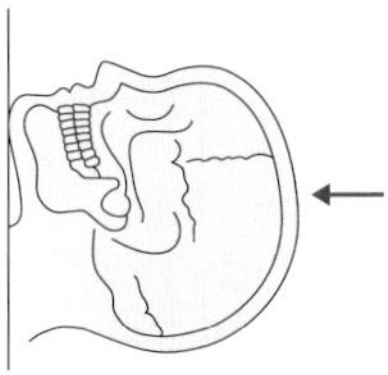

軸方向投影法
（頭頂・オトガイ下方向）

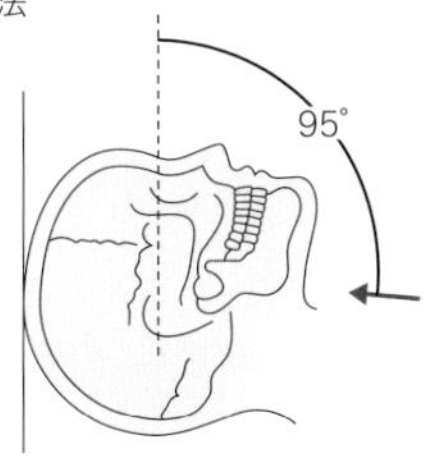

軸方向投影法
（オトガイ下・頭頂方向）

B 下顎骨を中心とする撮影

・下顎骨斜位撮影法（Oblique）

チェスキンスキー（Cieszynski）の

第一斜位　→　犬歯部　　診査

第二斜位　→　小臼歯部　診査

第三斜位　→　大臼歯部　診査

側（斜）位→　下顎枝　　診査

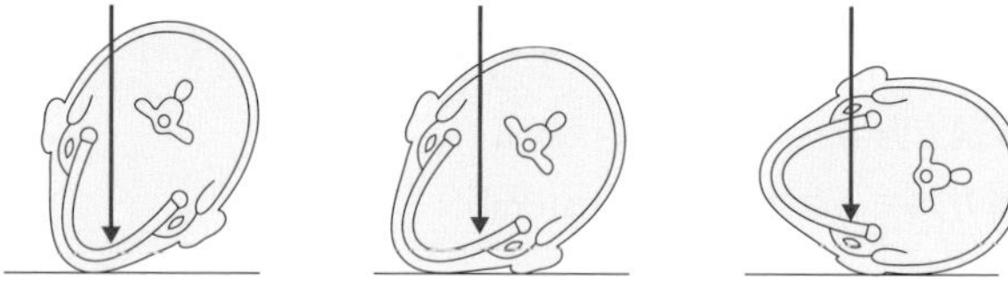

第一斜位　　第二斜位　　第三斜位

C 顎関節を中心とする撮影

・パルマー法（Parma's method）

・側斜位経頭蓋撮影法（Schüller 法）

　左右顎関節が重ならないように，斜め上からエックス線照射（約 25°）.

・眼窩下顎頭方向撮影法

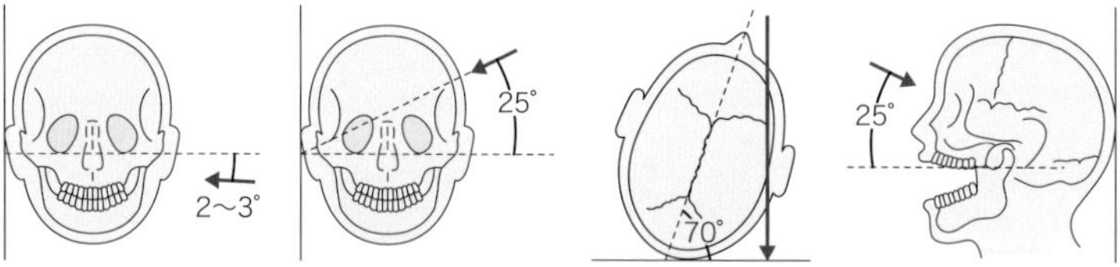

パルマー法　　側斜位経頭蓋撮影法　　眼窩下顎頭方向撮影法

（前面観）　　（側面観）

D 頭部エックス線規格撮影（Cephalogram）

・頭部を固定装置（イヤーロッド）で固定し，頭部を一定の規格された条件で撮影する方法.

・拡大率が常に 1.1 倍になる　→　頭部の計測に利用される(矯正治療).

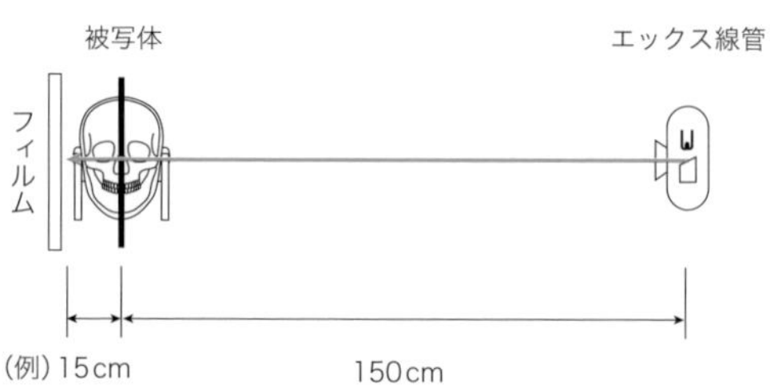

Ⅲ．断層撮影

ある一定の深さの断面（断層）を映し出し，その他の深さの像をぼけさせる撮影法．

管球と検出器を反対方向に動かして撮影する．

エックス線管をA→B→C，フィルムをA→B→Cと移動しながら撮影．このとき●は投影される位置が動かず鮮明な画像となるが，▲や■は投影される位置が動くため鮮明な画像にならない．

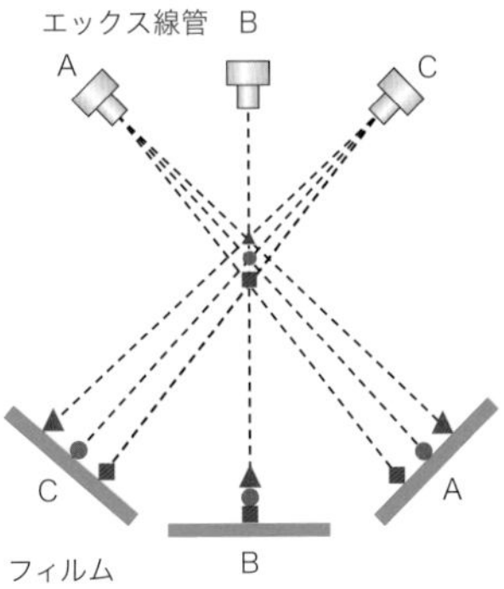

断層撮影の模式図

Ⅳ．パノラマエックス線撮影

A 撮像原理

・回転断層撮影とスリット撮影の原理に基づき撮影し，歯列弓を含んだ顎骨の展開像（全体像）が得られる．
・スリットとは，切れ目，隙間のこと．
・エックス線管側に一次スリット，フィルム側に二次スリットがある．
・回転しながら二次スリット上をフィルムが移動することで，顎骨の展開像が得られる．
・断層域（鮮明に見える面の奥行き）は，前歯部が狭く，臼歯部が厚い．また，スリット幅が広いほど断層域が狭くなる．
・一次スリットの幅が狭いと，被曝線量と散乱線が減少する．

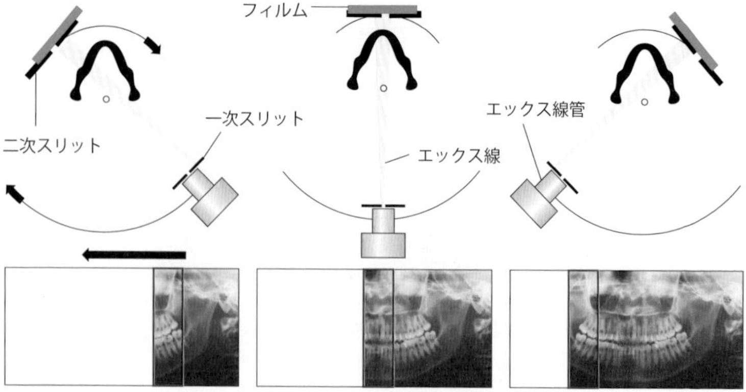

パノラマエックス線撮影の模式図

B 撮影基準

1）撮影基準の設定

①正中矢状面：顔の正中を合わせる．

②フランクフルト平面（眼耳平面）：平面を床と平行にする．

③前歯部断層域：前歯部と断層域の前後的な位置関係を合わせる．

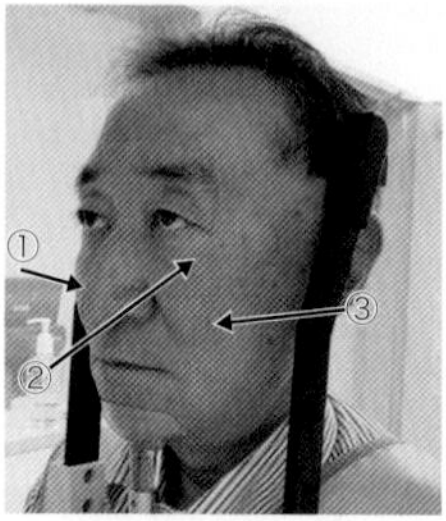

基準線の位置

2）撮影基準の設定ミス

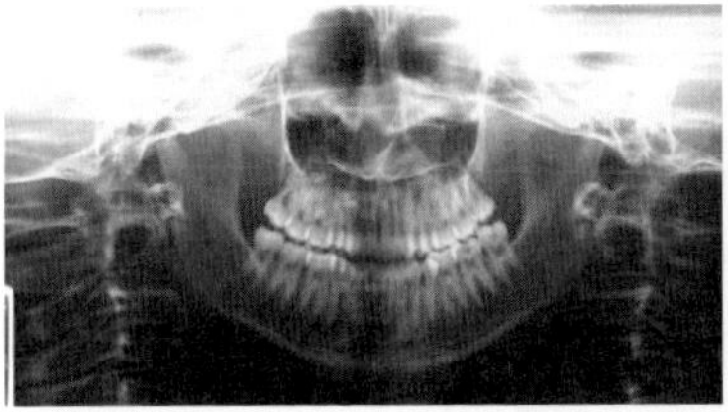

断層域が後ろすぎる：横に縮み，前歯がぼける

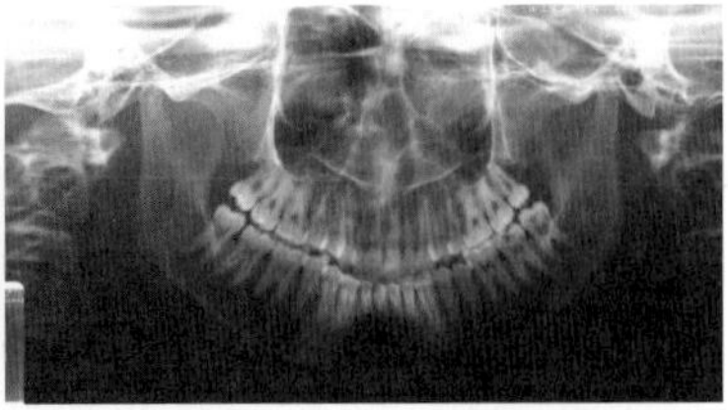

患者が下を向く：咬合平面のカーブが急になる

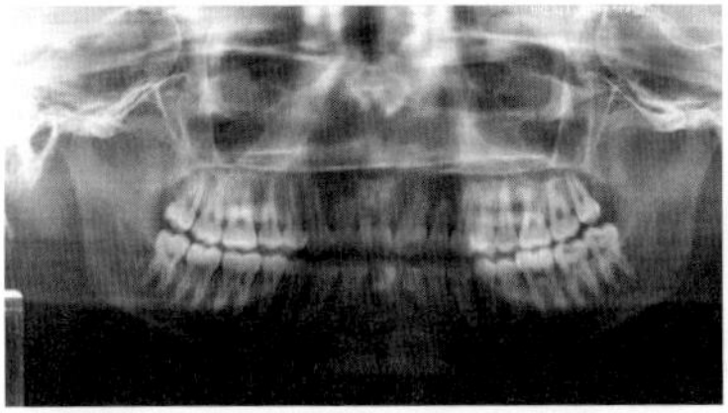

断層域が前すぎる：横に伸び，前歯がぼける

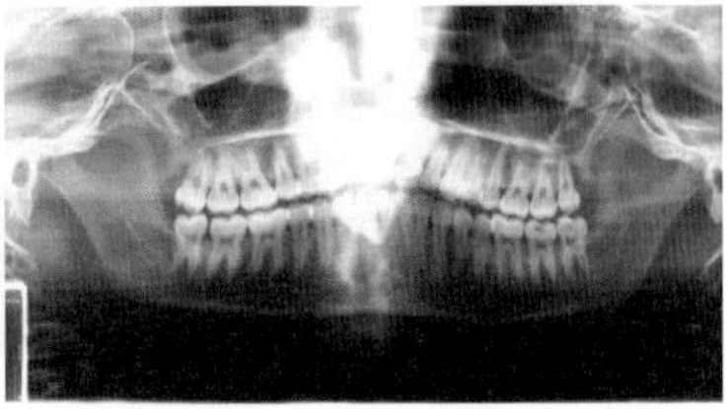

患者が上を向く：咬合平面が上に凸になる

C 障害陰影

診断対象となる部位に対して，診断と直接関係のない構造が重なって写るため，画像読影に障害となる像のこと．

・頸椎が正中部にぼけた像として重なる．

・下顎角部が反対側のやや上方に拡大して重なる．

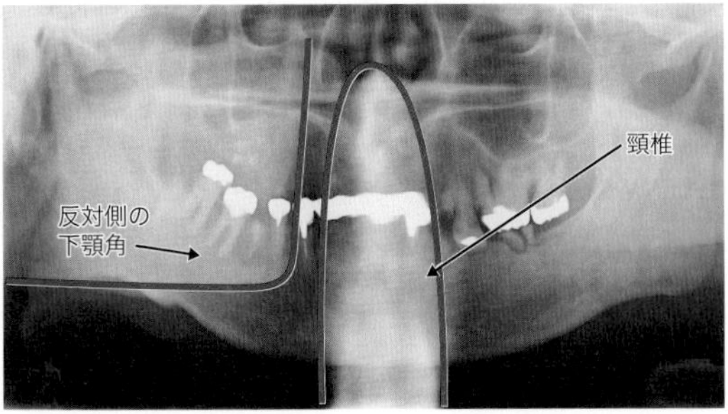

CHECK! パノラマエックス線撮影の利点と欠点
（口内法エックス線撮影に比較して）

①利点
- 広範囲の観察が可能（顎関節や上顎洞も観察可能）
- 開口障害，絞扼反射の患者でも撮影が可能
- 感染対策が容易（口腔内を触らないため）

②欠点
- 解像度が劣る（断層撮影，増感紙）
- 特に前歯部が不鮮明（頸椎の障害陰影，断層幅が狭い）
- 障害陰影が生じる

Ⅴ．CT（Computed Tomography）

CT は，コンピュータ断層撮影法の意味.

- 患者が入るための穴が空いたガントリーと患者が横たわるテーブルからなる.

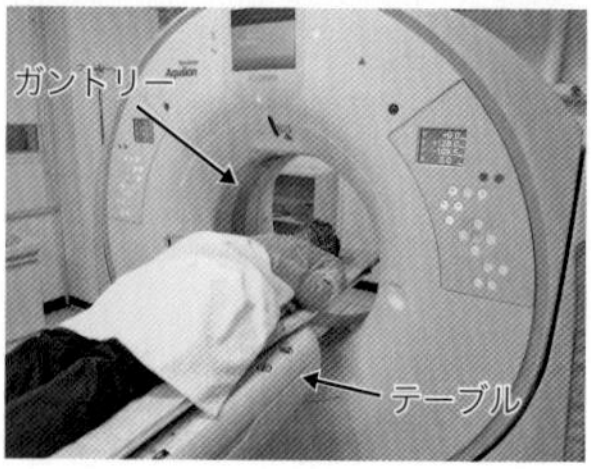

A 撮像原理

- 患者を中心に，エックス線管と検出器を回転させながら扇（ファン）状のエックス線を照射する.
- 患者を透過したエックス線を検出器が受信し，コンピュータで分析して画像化する.
- 現在はマルチスライス CT でヘリカルスキャンを行うことが多い.

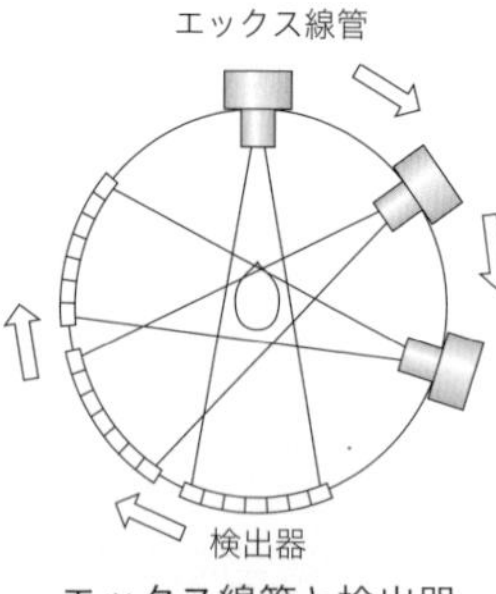

エックス線管と検出器

1）ヘリカルスキャン（らせん型スキャン）

エックス線管と検出器が連続回転しているときに，テーブルが一定速度で動く方法(連続スキャン)．短時間の間にボリュームデータを得ることができ，連続性のよい画像を得ることができる．

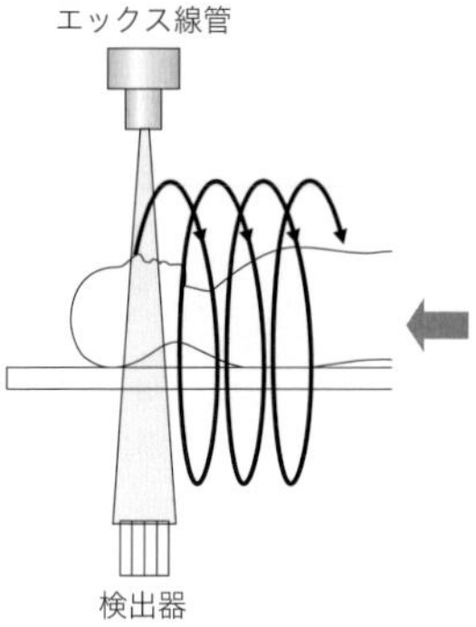

マルチディテクタヘリカルＣＴの模式図

2）マルチスライス（マルチディテクタ）

多数の検出器を並べ，エックス線管が1回転したときに複数スライスデータを同時に得る方法．1列の検出器の機器をシングルスライス（シングルディテクタ）という．

B 画像処理

1）CT 値（Hounsfield Unit：HU） よくでる

・水を 0 とし，空気を −1,000 としたときの相対値．

・CT 値（HU）が高いほど，高吸収．

・緻密骨は 1,000～2,000 HU，脂肪は −200～0 HU，筋肉やリンパ節は 30～70 HU.

$$\text{CT 値} = \frac{(\text{組織の減弱係数}) - (\text{水の減弱係数})}{(\text{水の減弱係数})} \times 1{,}000$$

2）ウインドウ幅（WW）とウインドウレベル（WL）の調整

・ウインドウ幅とは濃度スケール（階調）のこと．

・ウインドウ幅を大きくすることで，白黒の濃淡の程度が細分化される．

・ウインドウレベルはウインドウの中央値．

・一般に高吸収の組織をみるときほど，ウインドウ幅もウインドウレベルも大きくする．

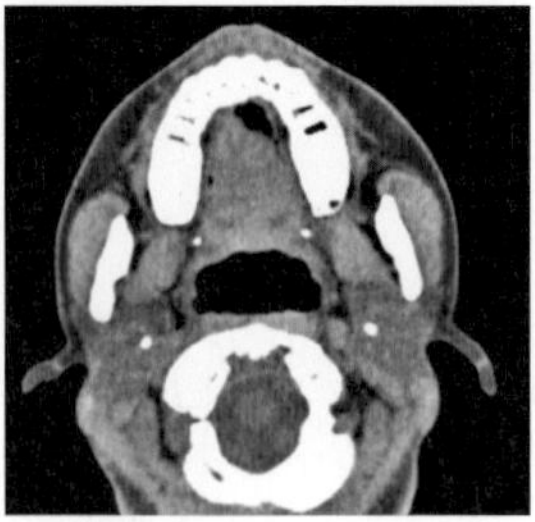

WW：300，WL：40
脂肪や筋肉がよく見える

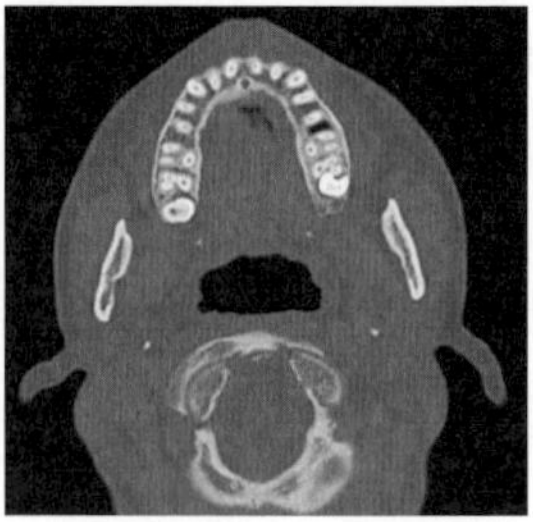

WW：3,500，WL：300
骨や歯がよく見える

3）再構成画像

・ボリュームデータが得られるため，三次元構築（3D）や任意の断面で切った画像（多断面再構成画像：MPR）をつくることができる．

CHECK!　画像化する方向について，～断という言葉を使う．

水平断（軸位断）：赤，冠状断：緑，矢状断：青

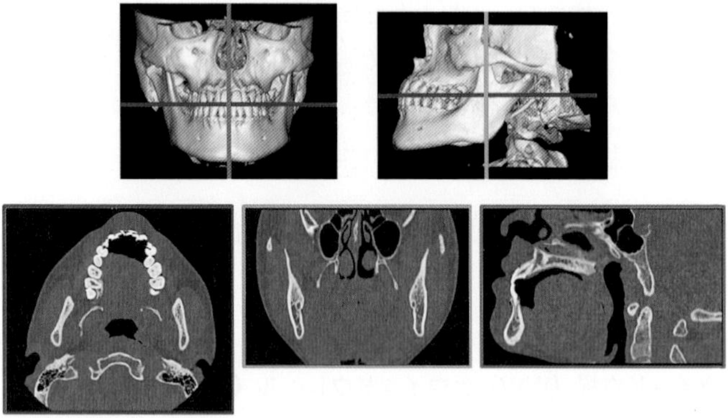

4）造影 CT

・造影剤（ヨード製剤）を静脈内に投与し，血管や血流の豊富な組織のコントラストを増強させる．

・皮下脂肪，神経，緻密骨は造影されない．

・ヨードアレルギーの患者や重篤な腎疾患の患者には使えない．

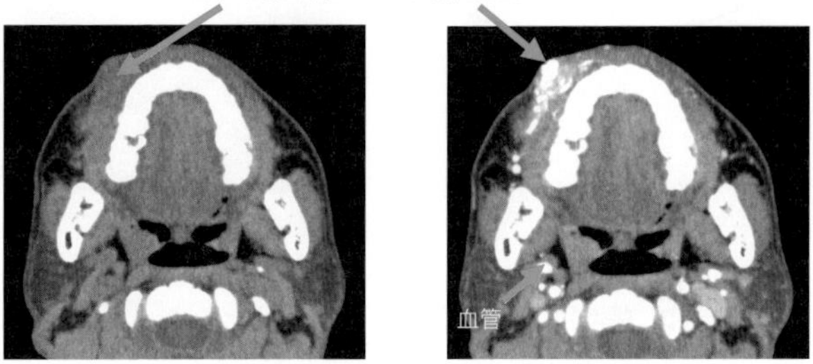

造影剤投与前　　　　造影剤投与後

造影剤投与により，血管や腫瘤性病変が見やすくなっている．

Ⅵ．歯科用コーンビーム CT

・歯科独自の撮影方法として開発された CT 装置．

A 撮像原理

・小さく絞り込まれたエックス線ビーム（円錐や四角錘）を二次元検出器に照射し，360° 回転しながら顎骨内の投影データを得る．

・小さな範囲を撮影するため，低被曝であり，高い空間分解能が得られる．

・コンピュータで任意の方向の断面像を再構成する．

・CT 値の測定や軟組織の描出はできない．

・座位，もしくは立位で撮影する．（小スペース）

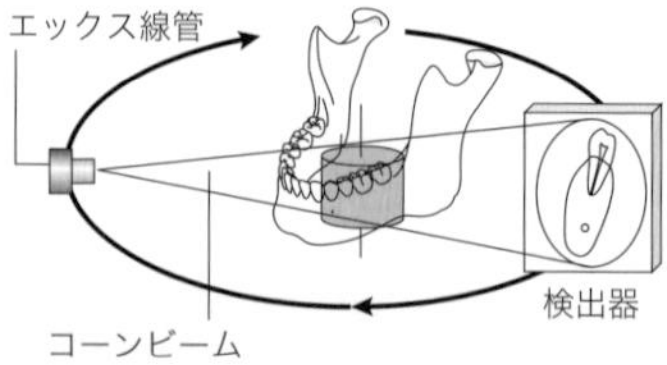

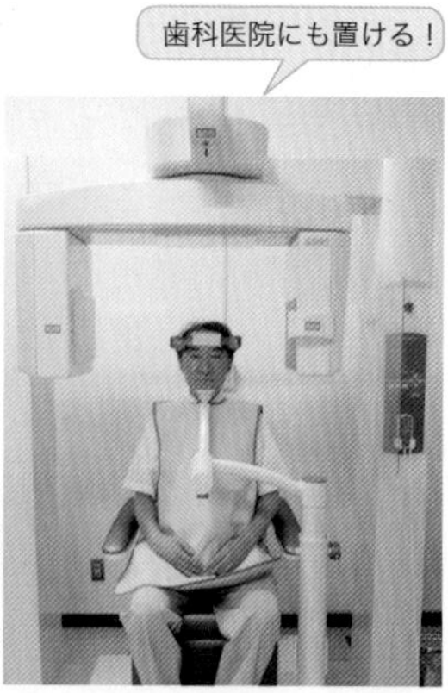

CHECK!　歯科用コーンビーム CT の利点と欠点　よくでる
（口内法エックス線撮影に比較して）

①利点
・三次元画像が得られる．
・開口障害，絞扼反射の患者でも撮影が可能
②欠点
・解像度が劣る．
・被曝線量が多い．
・金属によるアーチファクトの影響が大きい．

CHECK!　歯科用コーンビーム CT の利点と欠点　よくでる
（通常の CT に比較して）

①利点
・空間分解能（解像度）が高い．
・被曝が少ない．
・装置が小型で安価
②欠点
・散乱線が多い（検出器側にグリッドがない）．
・濃度分解能が低い（軟組織の観察が不可能）．
・CT 値のような絶対値での評価が不可能

Chapter 5

その他の画像検査法

Check Point

・各種の画像検査法の原理を説明できる.
・各種の画像検査法の特徴や適応, 利点・欠点を説明できる.

I. MRI

MRI (magnetic resonance imaging) は核磁気共鳴を利用した画像検査法である.

A 撮像原理

MRI は, 体内にある水と脂肪に含まれる ^{1}H 原子核 (=**プロトン**) の<u>密度</u>と<u>状態</u>を画像化したものである. よくでる

1) 静磁場

・MR 装置内の強力な磁場 (1.5 テスラや 3 テスラ).
・MR 装置内では体内のプロトン (^{1}H 原子核) は正の電荷をもつため<u>静磁場方向の磁化</u>をもつことになる (静磁場方向を軸として, スピンの歳差運動を行っている).
　➡**縦磁化の発生**

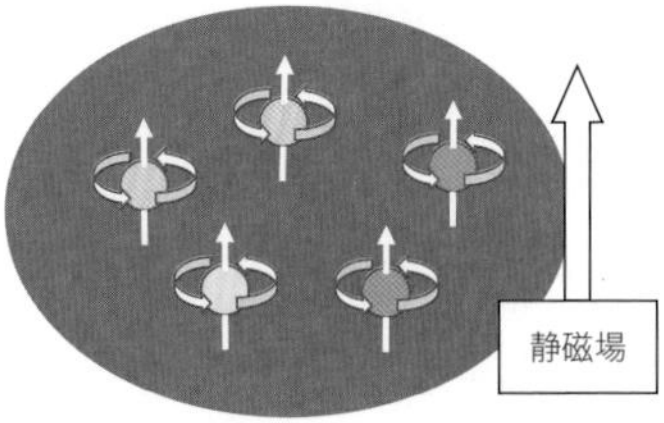

静磁場による縦磁化

2）ラジオ波（radio frequency pulse：RF パルス）

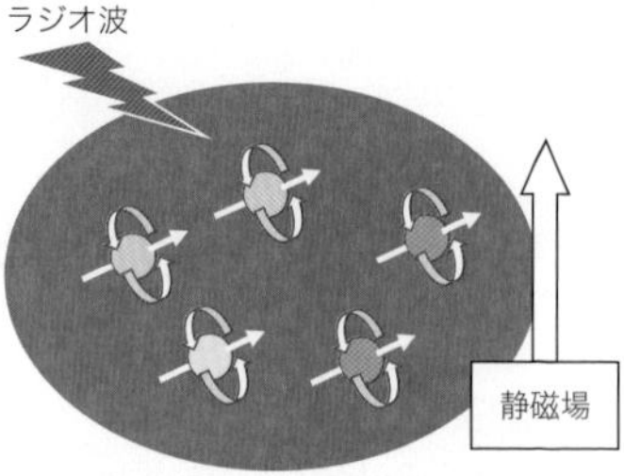

ラジオ波による横磁化の発生

・ラジオ波を付与すると，プロトンの静磁場方向の磁化（スピンの歳差運動の軸方向）が変化し，横方向へ倒れる．

➡**横磁化の発生**

3）MR 信号

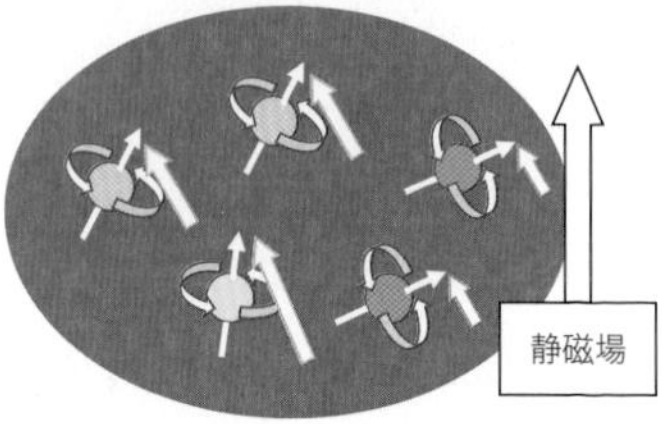

横磁化の減衰と縦磁化の回復

・ラジオ波を切ると，横磁化は減衰し，縦磁化が回復する．

・縦磁化が元の 63％に回復するまでにかかる時間を**縦緩和時間（T1 緩和時間）**，横磁化が元の 37％まで減衰するのにかかる時間を**横緩和時間（T2 緩和時間）**とよぶ． よくでる

・体内の組織によって，T1 緩和時間や T2 緩和時間，さらにはプロトンの密度が異なる．この組織によって異なる緩和現象を受信コイルで MR 信号として得ることで画像化したものが MRI である．

B MRI の種類

次の撮像の種類（シークエンス）がある．

1）T1 強調像

・縦緩和（T1 緩和）時間の違いを強調した画像（かつ T2 緩和時間の違いを強調しない）．ネバネバした脂肪や粘稠度の高い組織が高信号となる．

2）T2 強調像

・横緩和（T2 緩和）時間の違いを強調した画像（かつ T1 緩和時間の違いを強調しない）．サラサラとした水分が高信号となる．

・たいていの病変は正常組織よりも水分が多いため，病変はT2強調像で高信号（かつT1強調像で低信号）を呈する傾向がある． よくでる

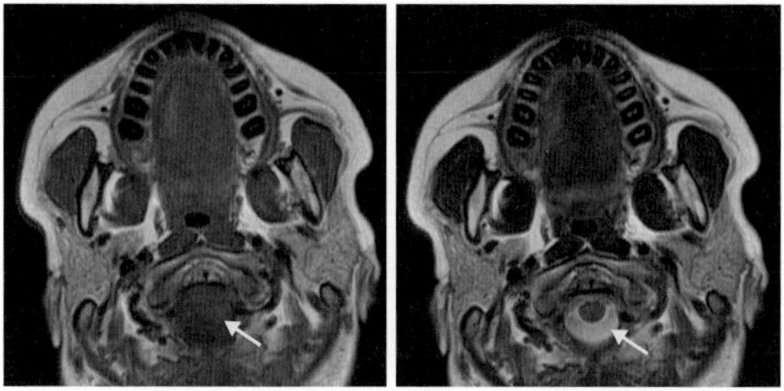

同一患者，同一断面のT1強調像(左)とT2強調像(右)
サラサラとした水分はT1強調像で低信号，T2強調像で著明な高信号となる．頭頸部領域では，サラサラとした水分である脳脊髄液(矢印)の信号をみるとその画像がT1強調像かT2強調像かわかる．

3）プロトン密度強調像

・プロトン密度の違いを強調した画像である．すなわち，T1緩和時間とT2緩和時間の違いを強調しないことにより，プロトン密度を強調した画像となる．

・プロトン密度の高い脂肪や骨髄（脂肪髄）が高信号となり，プロトン密度の低い空気や皮質骨，石灰化は低（無）信号となる．

・顎関節のMRI検査において撮像されることが多い．

CHECK! 体内の組織の信号強度 よくでる

	T1強調像	T2強調像
脂肪，骨髄	高信号(白)	やや高信号(白)
粘膜，リンパ節	中信号(灰)	高信号(白)
筋肉，神経	低～中信号(黒～灰)	低～中信号(黒～灰)
関節円板，筋膜	低信号(黒)	低信号(黒)
空気，皮質骨，石灰化	無信号(黒)	無信号(黒)

4）造影 T1 強調像

・ガドリニウム製剤（T1 緩和時間を短縮し，T1 強調像で高信号となる）を経静脈的に投与し，T1 強調像を撮像する．よくでる

・血流の存在する病変は造影後の T1 強調像で造影前の T1 強調像よりも高信号（増強効果）を呈する．

CHECK!　MRI の造影剤

MRI 造影剤に使用されるガドリニウムはキレート化合物にすることで毒性低減と腎臓からの速やかな排泄がはかられている．

CT 造影剤で用いられるヨード造影剤とは異なることに注意する．よくでる

5）脂肪抑制画像

・病変を強調するために，脂肪の信号を抑制（低信号化）させる脂肪抑制法を併用した画像を撮像する．

・単独の撮像方法ではなく，T2 強調像や造影 T1 強調像と併用して撮像する．

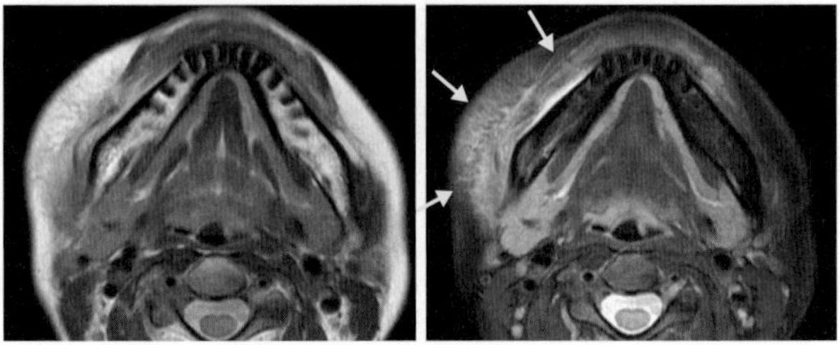

T2 強調像（左）と脂肪抑制 T2 強調像（右）

右頬部蜂窩織炎症例．右頬部軟組織は炎症により高信号を呈している．脂肪抑制を併用した T2 強調像（右）では，より病変の診断がしやすい．

6）拡散強調像

・水分子の拡散現象の違いを強調した画像.

・頭頸部領域では悪性腫瘍や一部の良性腫瘍，膿瘍などで高信号として描出される.

CHECK! 拡散強調像

・水分子の拡散が制限されている（すなわち，水分子が動きにくくなっている）状態の組織が高信号として描出される.
・水分子の拡散が制限されている状態は，細胞密度が高い状態（悪性腫瘍など），細胞性浮腫（超急性期の脳梗塞），粘稠性成分（膿瘍など）. よくでる

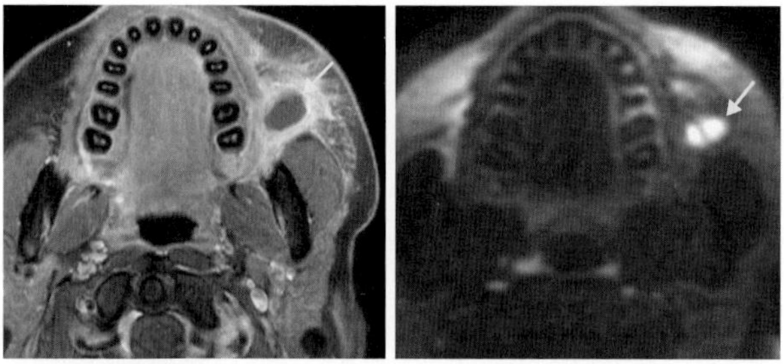

脂肪抑制造影 T1 強調像（左）と拡散強調像（右）
左頬部蜂窩織炎による膿瘍症例. 左頬部軟組織に脂肪抑制造影 T1 強調像（左）で，周囲造影領域に囲まれた結節状非造影領域を認め，膿瘍に一致する. 拡散強調像（右）で，膿瘍は高信号に描出される.

C 検査の特徴（CT との比較）

1）利点

・**エックス線を用いないため被曝がない**（磁力とラジオ波を利用）.

・組織分解能（組織の違いをコントラストの違いとして描出する能力）が高い. ⇒軟組織の描出に優れる よくでる

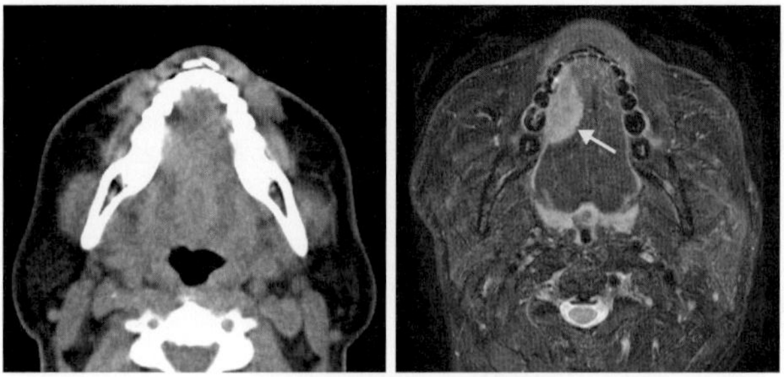

同一患者の単純 CT と単純 MRI
右側縁部舌癌症例．どちらも造影剤を使用していないが，CT（左）は舌癌病変がわかりにくいのに対し，MRI は組織分解能が高く，脂肪抑制 T2 強調像（右）で明瞭に描出される（矢印）．

・上記で述べたさまざまなシーケンスの他にも，流速の速い血流を描出するMRアンギオグラフィや造影MR差分画像，造影剤を投与しながら連続で撮像して病変部の造影剤の動態観察をするダイナミックMRIなどが臨床応用されている．

2）欠点

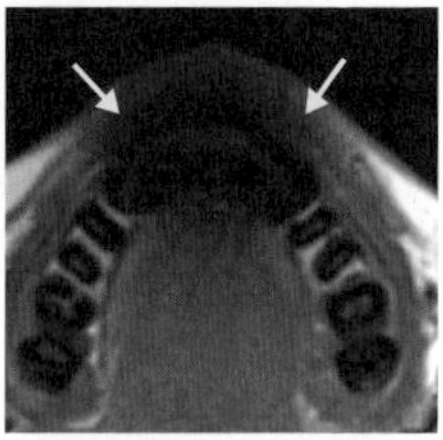

歯科金属によるアーチファクト

・静磁場が乱れるような磁性体金属や，空気と組織の境界によるアーチファクトを生じやすい．
・撮像時間が長い（体動によるアーチファクトを生じやすい）．
・体内に金属（特にペースメーカや体内自動除細動器，人工内耳など）を有している場合には撮像できないことがある（→ p.74 参照）．

3）適応疾患

・組織分解能に優れるため，適応疾患は多い．
・CT と比べて軟組織の描出に優れ，軟組織病変や骨髄の変性，関節腔の中にある関節円板の描出の診断に優れる．
・小さな石灰化（唾石や静脈石など）や骨の微細な性状（骨折など）を診断するのはCT に劣る．

Ⅱ．超音波検査

超音波（人間には聞こえない高い周波数の音波）が生体に反射・散乱・吸収する性質を利用した画像検査法である．

A 撮像原理

1）超音波の特徴と通常の超音波像（B モード超音波像）

・超音波は均一な媒質中では透過するが，媒質の異なる境界面では反射・屈折・散乱が生じる．超音波診断装置は，組織から反射した超音波をプローブで受信して断層画像を得る．

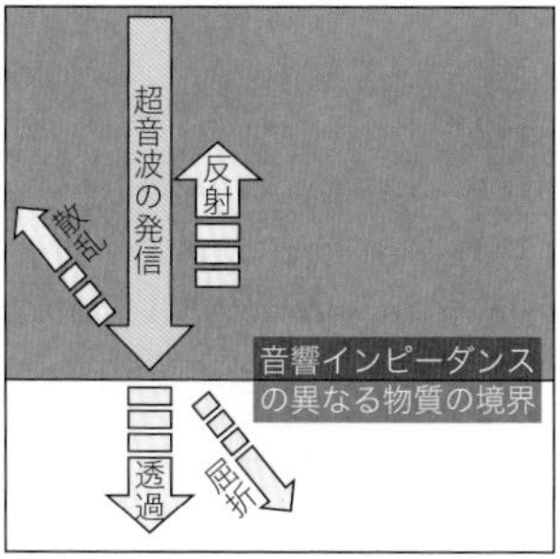

・超音波の反射により形成された画像をＢモード超音波像という（いわゆる通常の超音波像）．

・超音波の反射は，異なる媒質の**音響インピーダンス**（音速×密度）の差が大きいほど強くなる．

・空気や骨があると，超音波はそれよりも深部へと到達しない．

組織	音響インピーダンス $(kgm^{-2}s^{-1}\times 10^{-6})$
空気	0.0004
脂肪	1.38
水	1.50
血液	1.61
腎	1.62
肝	1.65
筋肉	1.70
骨	7.80

2）ドプラ（ドップラー）法

・ドプラ（ドップラー）効果を利用して血流情報を得ることが可能である．

→血流をみることで血管かリンパ節か，病変が腫瘍か嚢胞かなどの診断に有用．

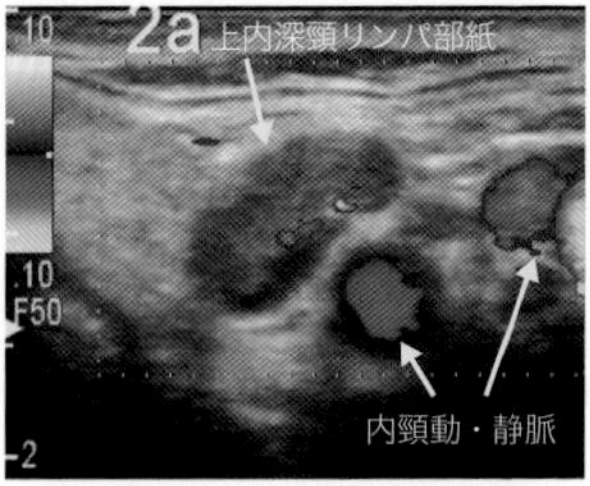

Bモード＋ドプラ法超音波像
ドプラ法により内頸動・静脈はカラー表示されている．

コラム：ドプラ（ドップラー）効果

ドプラ効果とは音の発生源が動いている場合に周波数が異なって観察される現象．たとえば，走っている救急車が近づいてくるときと遠ざかるときとで音の高低が異なって聞こえる現象のことである．

生体内で動いている血液に反射した超音波が異なった周波数としてプローブに検知され，動いているものとして検出が可能となる．

3）エラストグラフィ

・プローブで圧迫を加えたときの組織のひずみから弾性係数を求めるもの．悪性腫瘍などの病変では組織の硬さが変化することを利用した新しい診断法である．

B 検査の特徴

1）利点

・エックス線被曝がなく，人体への影響がほとんどない．よくでる

・簡便で非侵襲性であるため，繰り返し検査が行いやすい．

・画面に表示された像を見ながらリアルタイムでの診断が可能．よくでる

リアルタイムで生体画像を見ることにより，超音波診断をしながら穿刺吸引細胞診を行うこともできる（超音波ガイド下穿刺吸引細胞診という）．周囲組織に注意しながら安全に検査を施行することが可能となる．

2）欠点

・生体の深部は超音波が届かず，描出ができない．よくでる

・硬組織内部の描出は困難である．よくでる

・術者による技能の差が大きい．

・超音波特有のアーチファクトがある．

3）適応疾患

・唾液腺疾患やリンパ節疾患，顔面・頸部の表在性の嚢胞や腫瘍などの軟組織疾患が適応となる．

Ⅲ．核医学画像検査

放射性同位元素（RI）を利用した画像検査法である．

核医学画像検査は大きく分けてシンチグラフィとPET（positron emission tomography）がある．両検査は撮像原理が異なるため装置も異なる．

CHECK! 核医学画像検査の特徴

臓器や組織などの形態をみる他の画像検査と異なり，ある性質を有する放射性薬剤の局在などから，臓器や組織の**機能を画像化・評価する**ことができる検査である．

A シンチグラフィ検査

1）撮像原理

・**ガンマ線**を放出する放射性薬剤を投与する検査であり，その薬剤の分布を描出する検査法である．よくでる

・体内に分布したRIから放出されたガンマ線をシンチレーションカメラ（ガンマカメラ）で検知し，平面（二次元）画像を作成する．

・ガンマ線はあらゆる方向に放出されるため，検出器にはある一定方向のガンマ線だけを通すコリメータが付与されている．

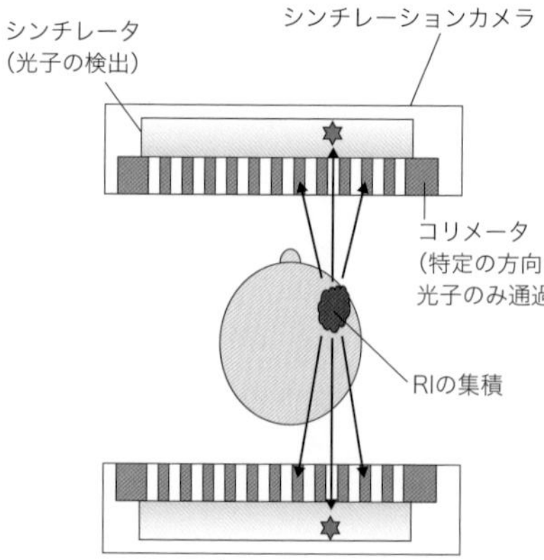

シンチグラフィの平面撮像

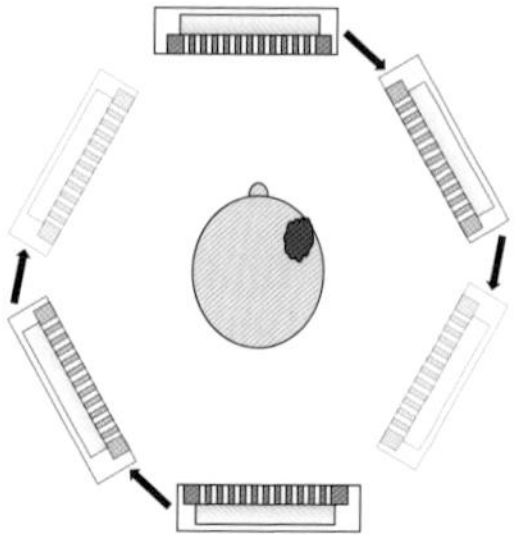

SPECT（断層）撮像

2）SPECT（スペクト：single photon emission CT）検査

・シンチグラフィ検査のうち，断層撮像を行う撮像方法をSPECT検査とよぶ．同じシンチレーションカメラを使用して撮像する．

・通常のシンチグラフィ検査では検出器を動かさないのに対し，SPECTは検出器をある時間ごとに体軸の周りを移動しながら撮像することでCTと同じように三次元画像（断層画像）を作成することができる．

3）検査の種類と目的

・ある性質を有する放射性薬剤を体内に投与し，その薬剤の体内分布を画像化する．投与する放射性薬剤によってその検査の種類（**検査の目的や意義**）は異なる．

（1）骨シンチグラフィ

①使用される放射性医薬品

テクネチウム標識リン酸化合物（^{99m}Tc-MDP，^{99m}Tc-HMDP）よくでる

②原理

リン酸化合物であるMDP，HMDPは，骨吸収・骨添加のさかんな骨代謝部位（ハイドロキシアパタイト）に集積する．

③検査方法

^{99m}Tc-MDP（または ^{99m}Tc-HMDP）を静注し，2～4時間後に全身像，必要に応じて局所の撮像を行う．Tc（テクネチウム）の半減期は6時間．

④臨床的意義

骨に生じる疾患の感度が非常に優れている．

・悪性腫瘍の骨転移や骨浸潤の評価
・骨折（特に疲労骨折）の診断と経過観察
・代謝性骨疾患の骨代謝状態の把握
・系統的骨疾患の病変の広がり診断
・骨髄炎，関節炎などの活動性の評価

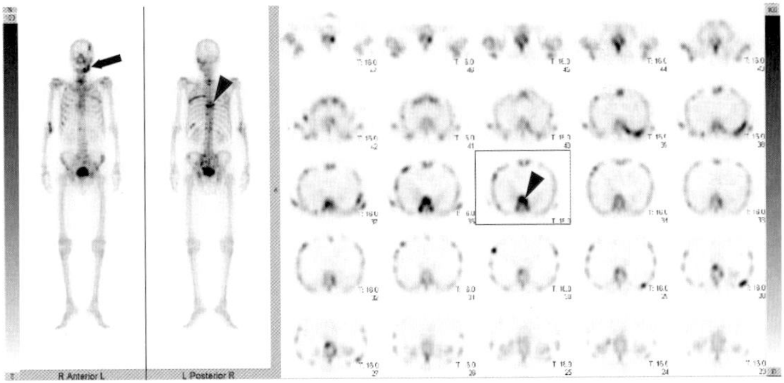

骨シンチグラフィ（前立腺癌骨転移および MRONJ 症例）
全身像（左）と断層像 SPECT（右）．左下顎骨体部に集積亢進を認め（矢印），ビスホスホネート製剤服用歴から MRONJ に一致する．前頭骨左側，左側頭骨，両側肋骨と脊椎（矢頭），骨盤骨に集積亢進を認め，既知の多発骨転移の病巣を疑う．

CHECK! 骨シンチグラフィの高感度

骨の形態を画像化するエックス線検査や CT と比べて，骨シンチグラフィは骨の代謝を検出するため，より早期に骨病変の検出が可能となる．
一方，骨の代謝亢進を高感度で検出できるが，それが炎症か腫瘍かの区別はできず，形態画像と併せて判断が必要となる．

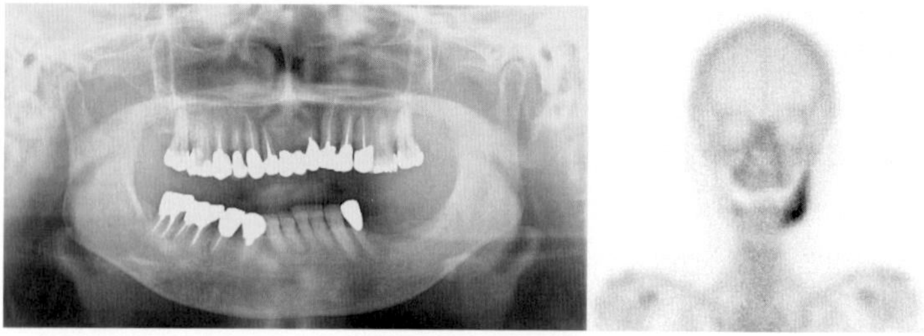

左下顎骨骨髄炎症例

パノラマエックス線写真(左)では下顎骨の異常の検出は難しい．骨シンチグラフィ(右)は早期に下顎骨の広範囲の骨代謝異常を検出している．

(2) 腫瘍シンチグラフィ

・現在は，腫瘍の検出や評価にFDG-PET検査が頻用され，腫瘍シンチグラフィはあまり行われなくなった．

①使用される放射性医薬品

ガリウム標識クエン酸化合物（**^{67}Ga-citrate**）よくでる

②原理

静注した^{67}Ga-citrateは，腫瘍細胞や炎症巣に取り込まれる．

③検査方法

^{67}Ga-citrateを静注し，48～72時間後に撮像．全身像を撮り，必要に応じて局所の撮像をする．

④臨床的意義

・腫瘍にも炎症にも集積する．

・悪性リンパ腫に高集積する．

(3) 唾液腺シンチグラフィ

①使用される放射性医薬品

過テクネチウム酸（**$^{99m}TcO_4^-$**）よくでる

②原理・目的

・$^{99m}TcO_4^-$は，静脈内投与後，甲状腺，唾液腺に特異的に集積する．

・唾液腺に集積した$^{99m}TcO_4^-$は，その後，唾液とともに排泄される．

→レモン果汁の酸刺激による唾液分泌の様子を経時的に観察し，**唾液腺機能を評価**することが可能である．

③検査方法

$^{99m}TcO_4^-$を静注し，5～10 分後に撮像する．唾液腺機能の評価には，静注後 10～60 秒ごとに連続して撮像する．

④臨床的意義

・唾液腺腫瘍の診断に有用（**通常，腫瘍の部位は集積欠損する**）．例外として，**$^{99m}TcO_4^-$が高集積する Warthin（ワルチン）腫瘍**が有名．

・Sjögren 症候群の診断に有用であり，唾液腺の $^{99m}TcO_4^-$の集積低下と唾液排出能の低下を認める．

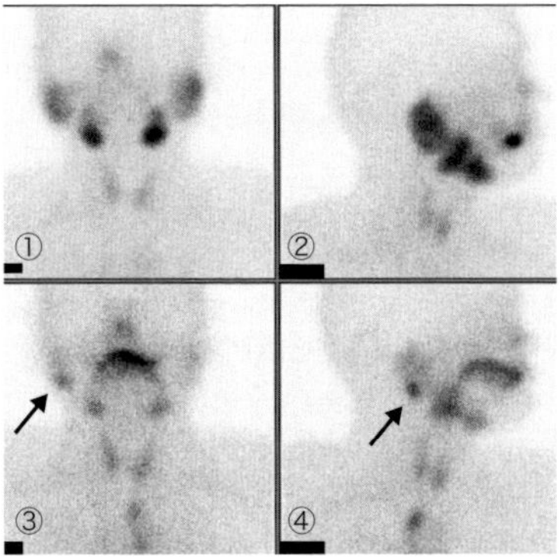

Warthin 腫瘍の唾液腺シンチグラフィ
酸刺激前（①，②），正常耳下腺と腫瘍はともに $^{99m}TcO_4^-$が集積し，区別がつかない．
酸刺激後（③，④），唾液とともに $^{99m}TcO_4^-$が排泄され正常耳下腺の集積は低下するが，Warthin 腫瘍には集積亢進が残存する（矢印）．

B PET（ペット：positron emission tomography）検査

1）撮像原理

・PET 検査は**陽電子（ポジトロン）**を放出する放射性薬剤を体内へ投与し，その薬剤の分布を断層画像として描出する検査法である．

・陽電子は体内ですぐ周囲の陰電子と結合し，消滅放射線 2 本を正反対の方向に放出する（電子対生成）．体軸の周り 360° に配置された検出器がこの 2 本の消滅放射線を同時に検知した場合に，その 2 つの検出器を結んだ直線上に RI が存在すると同定し，断層画像として表示する．

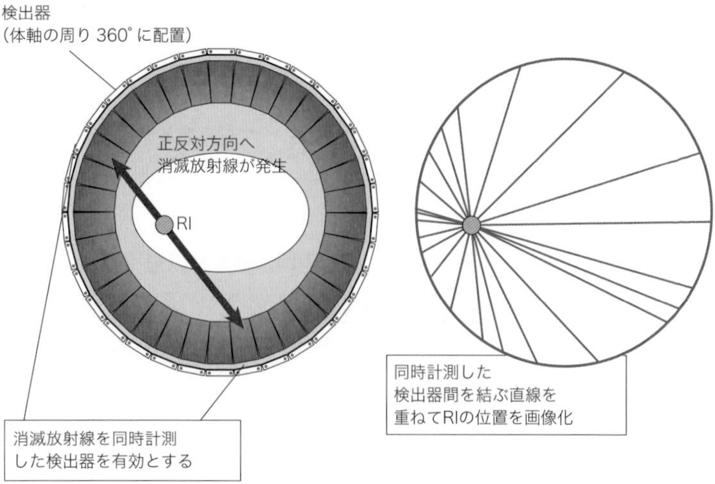

PET 装置の消滅放射線の検出（左図）と RI 位置の同定（右図）

コラム：シンチレーションカメラと PET 装置の違い

シンチレーションカメラとは異なり，PET 装置の検出器はコリメータが不要であり，放射線の感度が高い（コリメータによる吸収放射線が少ない）．これにより PET 検査では体内の放射性薬剤の分布を SUV（後述）として数値化することが可能である．

2）検査の種類と目的

（1）FDG-PET/CT

・現在，悪性腫瘍の診断に頻用されている．原発腫瘍の評価の他に，リンパ節転移と遠隔転移についても同時に評価できる． よくでる

①使用される放射性医薬品

FDG（^{18}F-fluoro-2-deoxy-D-glucose；フルオロデオキシグルコース）：^{18}F で標識したグルコースの類似物質である．

②原理

FDGはグルコース（糖）の類似物質であり，全身のグルコース（糖）代謝の亢進した細胞に取り込まれる．一般に悪性腫瘍は糖の取り込みが正常細胞よりも亢進しており，主に悪性腫瘍の診断に用いられる．

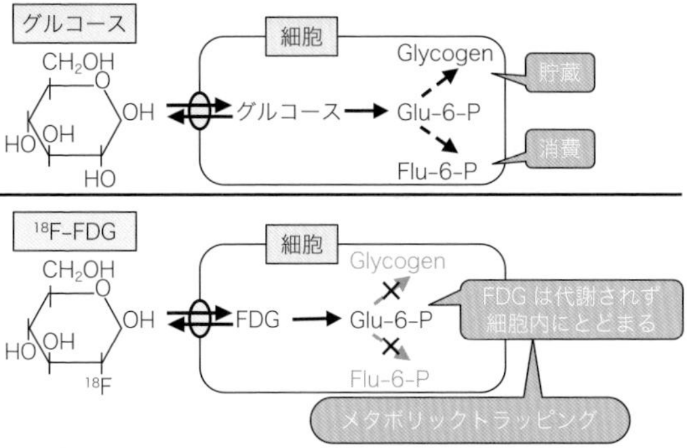

グルコース（上）とFDG（下）の細胞内代謝の違い

CHECK!　FDGの体内分布（メタボリックトラッピング）

グルコースの類似物質であるFDGは，グルコースと同様にグルコーストランスポーターから細胞内に取り込まれ，ある一定時間は代謝されずに細胞内にとどまる（これをメタボリックトラッピングという）．

FDGの体内分布はグルコース代謝をほぼ正確に反映していることが判明している．

③検査方法

・（血糖値を安定させるため）6時間絶食し，FDG投与後，60分安静にして撮像する．

・通常，PETと一緒にCTを撮像し，両画像を重ね合わせたPET/CT画像で診断を行う．

④臨床的意義

・原発巣の検出と悪性度の評価

・リンパ節転移の有無

・遠隔転移，多重癌の有無
・治療効果の判定
・腫瘍の残存・再発の有無
・原発不明癌の原発巣検索

CT　PETとCTのfusion像

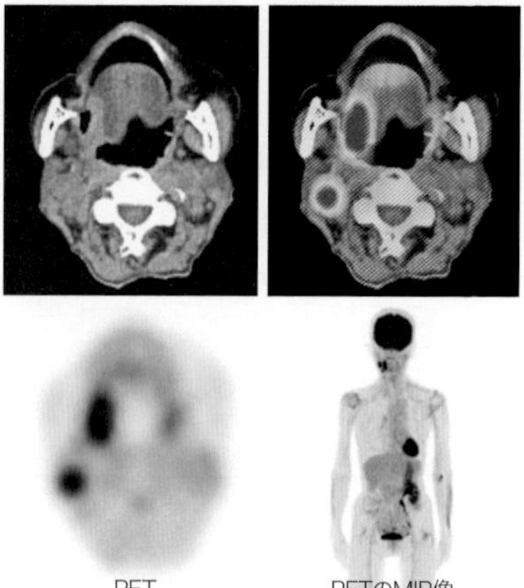

PET　PETのMIP像

FDG-PET/CT 検査画像
（右舌癌リンパ節転移症例）

CHECK!　PET/CT 検査（CT を PET と一緒に撮像する理由）

・FDG 集積部位の解剖学的な位置がわかりやすくなる．
・FDG から放出された消滅放射線が生体によって減弱するのを補正するデータとして使用する．

⑤生理的集積

・生体のグルコース代謝のさかんな正常組織には，生理的集積として，異常がなくても FDG が集積するため注意が必要．
・グルコース代謝の高い生理的集積がみられる部位には，脳，扁桃（口蓋扁桃，咽頭扁桃，舌扁桃），大唾液腺がある． よくでる
・排泄経路として，腎臓～尿管～膀胱にも生理的な FDG 集積がみられる．

CHECK!　SUV（standardized uptake value）

PET 検査では，体内の放射性薬剤の分布を SUV として数値化することができる．SUV は，投与した薬剤が体内に均一に分布した場合に“1”となり，SUV の値は何倍集積しているかを数値としてとらえることが可能であり，臨床や研究に応用されている．

Chapter 6

放射線の生体への影響

Check Point

・分子・細胞レベルでの放射線の影響を理解する.
・組織・個体レベルでの放射線の影響を理解する.
・放射線の影響を修飾する因子を理解する.

I．分子・細胞レベルでの放射線の影響

A DNA に対する放射線の直接作用と間接作用

放射線のエネルギーによって DNA がダメージを受けることから放射線の生体への影響が始まる.

1）放射線の直接作用

・放射線のエネルギーが DNA の分子に直接的に与えられること.

2）放射線の間接作用

・放射線のエネルギーが，水分子を介して，DNA の分子に間接的に与えられること.
・放射線のエネルギーを水分子が吸収し，生成したフリーラジカルが DNA を損傷する.

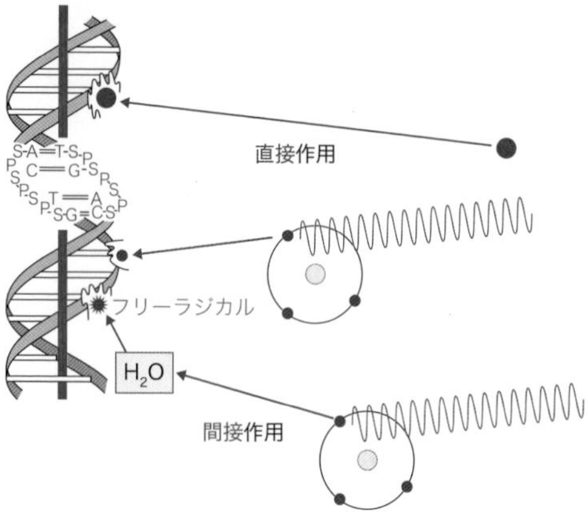

直接作用と間接作用

B 放射線によるフリーラジカルの生成とラジカルスカベンジャー

1）放射線によるフリーラジカルの生成

・放射線のエネルギーを吸収した水分子は，電離して，外殻に不対電子をもったフリーラジカルになる．

・フリーラジカルは，短い時間ではあるが，化学的な反応性が非常に高い．

2）ラジカルスカベンジャー

・不安定なフリーラジカルを捕捉して安定化させる物質

・細胞中に存在するラジカルスカベンジャーは，フリーラジカルによるDNA 損傷量を低下させることで細胞の放射線感受性を下げる．

C 放射線によるDNA の損傷の種類

1）塩基の損傷

放射線のエネルギーによって，塩基が化学的に別の物質に変化する．

（例）チミンがチミングリコールに化学変化する

2）塩基の遊離

放射線のエネルギーによって，塩基がデオキシリボースのグリコシド結合で切断され，DNA から遊離する．

（例）アデニンが遊離し AP 部位ができる

3）DNA の架橋

放射線のエネルギーによって，近くの 2 つの塩基が化学的に結合する．

（例）チミンのダイマーができる

4）DNA 鎖の切断

・放射線のエネルギーによって，DNA のホスホジエステル結合が断裂する．
・1 本鎖切断と 2 本鎖切断があり，2 本鎖切断は修復されないことがある．

D 突然変異

・DNA の塩基に異常が生じ，遺伝情報に変化が生じること．
・自然状態で起こるものを自然突然変異とよぶ．
・放射線などにより誘発されたものを誘発突然変異という．
・点突然変異，部分突然変異，欠失突然変異などがある．

E 染色体異常

・染色体の構造や数に異常が生じるもの．
・染色体の構造の異常には，欠失，逆位，転座などがある．
・染色体の数の異常では，本来 2 本 1 組のものが，3 本や 1 本になる．

Ⅱ．組織・個体レベルでの放射線の影響

A 放射線の影響と分類

放射線のヒトへの影響は，それぞれ独立した 3 種類の観点から分類される．

1）身体的影響と遺伝的影響

（1）身体的影響

・被曝した本人に現れる影響.

（2）遺伝的影響

・被曝した者の子孫に現れる影響.

・生殖腺の生殖細胞に生じた突然変異が子孫に引き継がれる.

2）早期影響と晩期影響 よくでる

（1）早期影響

被曝後数週間以内に現れる影響.

（2）晩期影響

被曝後数か月以降に現れる影響.

3）確定的影響と確率的影響 よくでる

（1）確定的影響

・しきい線量が存在する.

・しきい線量を超えた場合，線量の増加に伴って影響の現れる確率がS字状に増加する.

（2）確率的影響

・発生する影響の確率が線量に正比例する.

・しきい線量はない.

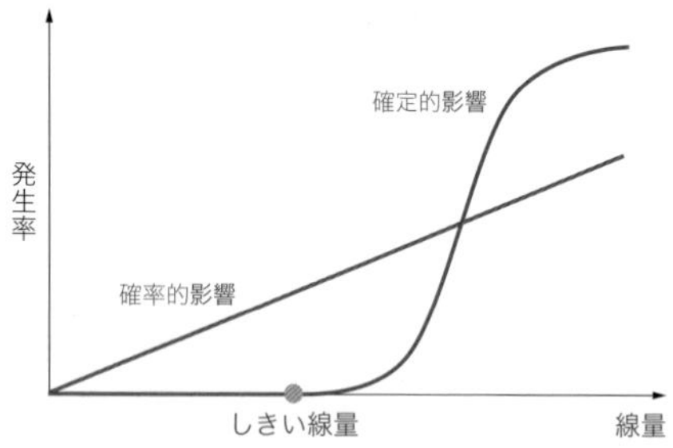

確定的影響と確率的影響（線量と発生率の関係）

	確定的影響	確率的影響
身体的影響 早期影響	ほとんどすべての影響 脱毛，紅斑，リンパ球減少，宿酔，放射線死など	
身体的障害 晩期影響	白内障	がん，寿命短縮
遺伝的影響		突然変異，染色体異常

放射線の影響の分類
突然変異などの遺伝的影響はすべて確率的影響である．

B 細胞・組織の放射線感受性

1）ベルゴニーとトリボンドーの実験結果より得られた所見

細胞の放射線感受性についての法則の基本となる．

①分裂頻度の高い細胞ほど放射線感受性が高い．

②将来的に長期にわたって分裂を続ける細胞ほど放射線感受性が高い．

③形態的・機能的に未分化な細胞ほど放射線感受性が高い．

2）ルブロンドによる組織の放射線感受性 よくでる

・細胞新生系の組織の放射線感受性が最も高い．

・次いで，細胞再生系，細胞増加系と続く．

・細胞静止系の組織の放射線感受性が最も低い．

組織の放射線感受性の例

放射線感受性	組織	細胞分裂頻度
最も高い	リンパ組織，造血組織(骨髄)，睾丸精上皮，卵胞上皮，腸上皮	最も高い
高度	咽頭口腔上皮，皮膚表皮，毛嚢上皮，皮脂腺上皮，膀胱上皮，食道上皮，水晶体上皮，胃腺上皮，尿管上皮	高度
中程度	結合組織，小脈管組織，成長している軟骨，骨組織	中程度
かなり低い	成熟した軟骨，骨組織，粘液漿液腺上皮，汗腺上皮，鼻咽頭上皮，肺上皮，腎上皮，肝上皮，膵臓上皮，下垂体上皮，甲状腺上皮，副腎上皮	かなり低い
低い	神経組織，筋肉組織	細胞分裂しない

（青山喬，放射線基礎医学　第10版，2004）

C 主要な臓器への放射線の影響

1）造血系・免疫系

出血傾向，免疫不全症，易感染性

2）消化器系

下痢，下血

3）中枢神経系

意識障害，中枢神経死

4）生殖器系

一時的不妊，永久不妊

5）皮膚

紅斑，脱毛，皮膚剝離，水疱形成，潰瘍，壊死

6）眼・水晶体

検知可能な水晶体混濁，視力低下（白内障）

組織の確定的影響のしきい線量

組織・臓器	影響	TD5/5（しきい線量）Gy
骨髄	機能低下	2.5
脳・脊髄	梗塞・壊死	45
皮膚	皮膚炎	55
唾液腺	口腔乾燥	32
卵巣	不妊	2
精巣	不妊	1
水晶体	白内障	10
筋肉	線維化	60

（Hall EJ, Giaccia AJ, Radiobiology for the Radiologist, 8th ed, 2019）

D 急性放射線症候群と放射線による個体の死

・半致死線量（LD50）：被曝後 30 日以内に 50％の確率でヒトが死亡する線量

・急性放射線症候群：大量の放射線を全身または体の大部分に一度に被曝すると数週間以内に急性放射線症候群を呈し，重篤な場合には死亡する．

急性放射線症候群	被曝線量	生存期間
中枢神経死症候群	100 Gy 以上	1〜2 日
消化管死症候群	5〜12 Gy	9〜10 日
骨髄死症候群	2.5〜5 Gy	数週〜2 か月

(Hall EJ, Giaccia AJ, Radiobiology for the Radiologist, 8th ed, 2019)

E 胚と胎児への放射線の影響

胎児への影響としきい線量

胎児期の分類	時期	影響	しきい線量
着床前期	受精〜9 日	胚死亡	100
器官形成期	受精後 2〜8 週	奇形	100
胎児期	受精後 8 週〜出生 特に 8〜15 週	発育遅延 精神発達遅延	100 120

単位：mSv　　(森田明典・他，放射線生物学，2020)

・着床前期の放射線の影響：胚死亡（流産）確定的影響しきい値 0.1 Gy
・器官形成期の放射線の影響：器官形成異常（奇形）確定的影響しきい値 0.25 Gy
・胎児期の放射線の影響：確率的影響
・胎児の細胞は分裂・分化がさかんであり，放射線感受性がきわめて高い．
・発生のどの時期に被曝したかによって影響の発現する組織や器官が異なる．

F 放射線発がんのリスク

放射線による塩基置換や欠失を伴う変異を通じて，がん遺伝子の活性化やがん抑制遺伝子の不活性化を引き起こし，発がんするとされている．

G 放射線による遺伝的影響

・放射線による遺伝的影響が出現することはヒトでは確認されていない．
・倍加線量：ある世代で自然に発生する頻度の遺伝性変異と同じ頻度の遺伝性変異を発生させるために必要な放射線量（Gy）

Ⅲ．放射線の影響を修飾する因子

A 細胞周期と放射線感受性の関係

CHECK!　細胞周期と放射線感受性

増殖している細胞は，細胞分裂周期の位相を分裂（M）期→ G1 期→ DNA 合成（S）期→ G2 期→ M 期と順次進行する．

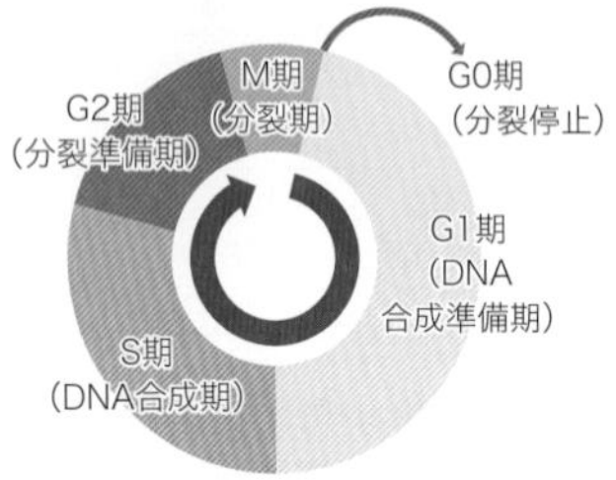

細胞周期

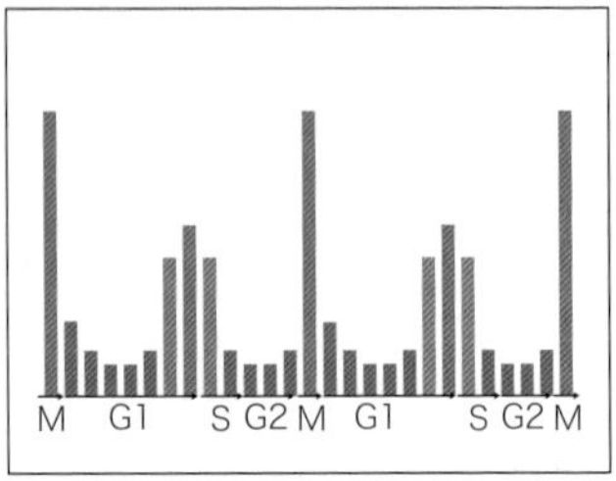

細胞周期による放射線感受性

・同じ細胞であっても，放射線が照射される時期によって放射線感受性は異なる．

・放射線感受性は，G2 期後半から M 期で最も高く，G1 期後半から S 期の初めも高い．

・G0 期，G1 初期および G2 初期で，放射線感受性は低い．

B 分割照射の効果　よくでる

・同じ線量を 1 回で照射する場合と，何回かに分割して照射した場合，分割照射したほうが生存率が高まることを分割照射の効果とよぶ．

・照射と照射の間にダメージを受けた細胞が修復され回復が起きるためである．

CHECK!　放射線治療における分割照射

- 放射線治療ではがん細胞に照射する際，どうしても正常細胞にも照射される.
- この放射線治療では分割照射が基本である.
- がん細胞に比べて，正常細胞のほうが放射線照射によるダメージからの回復が早い.
- これを利用して，正常組織の副作用を軽減しようとする.

C 線量率効果　よくでる

- 同じ線量を短い時間で照射する場合と，長い時間かけて照射した場合では，短い時間で照射したほうが細胞のダメージが大きい．これを線量率効果とよぶ.
- 線量率効果は，エックス線などのLET(後述)が低い場合に顕著に表れる.
- 一方，重粒子線などのLETが高い場合には，線量率効果は小さい.

D 線質効果

- 同じ吸収エネルギーでも，放射線の種類やエネルギーによって放射線の影響は異なる.
- 放射線の種類やエネルギーのことを放射線の線質とよぶ.
- この線質の1つの指標が線エネルギー付与（LET）である.
- LETが大きいと，生物学的効果は大きくなる.

E 酸素効果

- 酸素分圧が低い状態で放射線が照射された場合，酸素分圧が高い状態で照射された場合より生物学的効果は低くなる.
- 酸素の存在が放射線感受性を高めることを酸素効果とよぶ.

CHECK!　酸素増感比（OER）

- 酸素効果の大きさを表す指標
- 無酸素状態である生物学的効果を起こすのに必要な線量を，その酸素濃度下で同じ効果を起こすのに必要な線量で割った値.

F 温熱効果

・放射線照射時に，組織の温度が高いと生物学的効果は大きくなる．

・加温が放射線感受性を高めることを温熱効果とよぶ．

G 放射線増感剤

・放射線の生物学的効果を相乗的に高める薬剤のこと．

・ハロゲン化ピリミジンや低酸素細胞増感剤が知られている．

H 放射線防護剤

・放射線感受性を低下させ，放射線による損傷を低減させる薬剤のこと．

・放射線の間接作用で生じたフリーラジカルを消去し，DNA 損傷を防ぐ．

・システアミンなど SH 基をもつ化合物が知られている．

Chapter 7

放射線防護と各種画像検査の安全管理

Check Point

- 放射線の防護と管理を理解する.
- 正当化，最適化，線量限度について理解する.
- 患者と医療従事者の放射線防護について理解する.
- 強磁場，電磁波，超音波の生体作用について理解する.
- 造影剤と副作用について理解する.

Ⅰ．放射線の防護と管理

A 放射線の影響と防護

- 放射線の影響は，確定的影響と確率的影響に分類される.
- 放射線防護とは，放射線の影響のうち個体にとって明らかに悪い「害(harm)」を防止するための行為のこと.
- 確定的影響は，被曝線量をしきい線量以下にすることによって防止できる.
- 確率的影響を完全に防止することはできない.

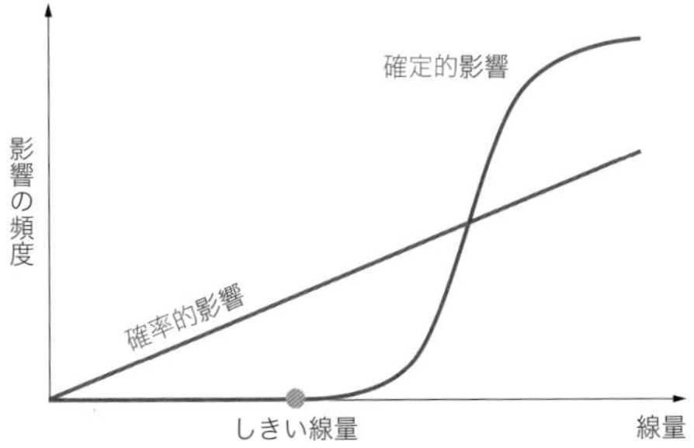

確定的影響と確率的影響

CHECK! 確定的影響と確率的影響

・線量をある程度まで増やしても影響の出る頻度はゼロであるが，ある線量を超えると線量が増えるに従ってS字状に影響の頻度も増えるとき，確定的影響とする．その線量のことをしきい線量とよぶ．
・線量と影響の頻度が正比例する場合，すなわちわずかな線量でも影響がある場合，確率的影響とする．
・遺伝的影響やがんの発生が確率的影響に属するとされるが，ヒトにおいてわずかな線量で確率的影響が確認されたことはない．
・遺伝的影響やがんの発生以外はすべて確定的影響に属する．

B ICRPの設定した放射線防護の目標

・便益をもたらす放射線の利用を不当に制限しないこと
・便益をもたらす放射線の利用の際には安全を確保すること
・確定的影響の発生を防止すること
・確率的影響の発生を減少すること

CHECK! ICRP

ICRPはInternational Commission on Radiological Protectionの略で，国際放射線防護委員会と訳されている．放射線防護に関する勧告を行う民間の国際学術組織である．

C 放射線被曝の3つのカテゴリー よくでる

①職業被曝

・職業上の業務による放射線被曝
・医療従事者が作業の過程で受ける放射線被曝のこと

②患者の医療被曝

・診断や治療に伴う患者の放射線被曝
・患者の支援や介助の際の放射線被曝も含まれる．
・研究におけるボランティアの放射線被曝も含まれる．

③公衆被曝

・職業被曝にも医療被曝にも属さないすべての放射線被曝

D 放射線防護の３原則 よくでる

①行為の正当化の原則

・放射線被曝を伴う行為がもたらす便益が，放射線被曝による害を上回る場合にのみ，放射線を用いる行為は正当化される.

②防護の最適化の原則

・行為が正当化されれば，さまざまな要因を考慮して，合理的に達成できる限り低くする最適な手段をとること

・「合理的に達成できる限り低く」は英語の「as low as reasonably achievable」の略で，頭文字をとって ALARA の原則とよぶ.

③線量限度の適用の原則

・職業被曝と公衆被曝のカテゴリーそれぞれに，個人の線量限度が決められている.

・医療被曝のカテゴリーに線量限度はない.

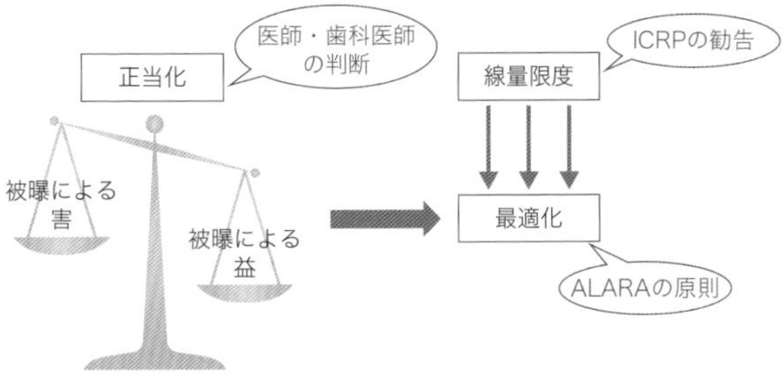

防護の最適化の原則

CHECK! 被曝低減三原則

外部被曝の線量を少なくする３つの手段（距離・遮蔽・時間）のこと
①装置や放射線源から離れる＝距離
②装置や放射線源との間に重く厚い物を置く＝遮蔽
③装置や放射線源の近くにいる時間を短くする＝時間

作業者および一般公衆の線量限度

限度のタイプ	職業被曝	公衆被曝
実効線量	5 年の平均で年間 20 mSv	1 年につき 1 mSv
以下の組織における年等価線量		
眼の水晶体	50 mSv ※	15 mSv
皮膚	500 mSv	50 mSv
手足	500 mSv	---

※ 2007 年までは 150 mSv だったが，2011 年より 50 mSv となった．

（ICRP 103, 2007 年）

CHECK! 職業被曝に比べ公衆被曝の線量限度が低く設定されている主な理由

①公衆には妊婦や子どもが含まれる
②公衆は被曝によって利益を受けない
③公衆は個人管理をされていない

Ⅱ．医療被曝の防護と管理

A 医療被曝の特徴

・医療被曝には線量限度はない．

・放射線診療の必要性は医師か歯科医師の臨床判断に委ねられる．

B 放射線診療の正当化

・放射線診療の益が，放射線被曝による害を上回る場合に限って，放射線診療は正当化される．

C 放射線診療の最適化

放射線診療が正当化されれば，ALARA の原則に基づき手段を最適化する．

・目的の部位以外には照射しない．

・目的に適した照射条件とする.
・エックス線撮影の場合は，受光器の感度を高める.
・放射線装置を正しく管理する.

D 診断参考レベル よくでる

・医療被曝には線量限度はないが，放射線防護の最適化が行われているかはチェックする必要がある.
・各診療施設におけるエックス線撮影が，それぞれの地域の中で適切に施行されているかをチェックするための量を診断参考レベル（diagnostic reference level：DRL）とよぶ.
・それぞれの地域において，多くの診療施設での各エックス線撮影における被曝線量を測定して集計し，第 3 四分位数をもとに決定する.
・放射線防護の最適化が行われている診療施設から，みずからの施設にどれほど乖離があるかを同定しやすい.

施設名	線量	名称
1	10.1	最大値
2	8.2	
3	6.5	
4	5.4	
5	5.2	第 3 四分位数
6	4.8	
7	4.6	
8	4.1	
9	3.8	中央値
10	3.2	
11	2.6	
12	2.3	
13	1.9	第 1 四分位数
14	1.8	
15	1.5	
16	1.5	
17	0.2	最小値

診断参考レベルの例
例として 17 施設における同じ検査の線量を大きな順に並べた.
9 番目の 3.8 mGy が中央値となり，5 番目の 5.2 mGy が第 3 四分位数となる.
この 5.2 mGy 以上の線量である施設 1 から 5 までは何らかの問題があり，被曝軽減のための改善の余地があるとされる.

E 歯科エックス線撮影における放射線被曝の現状

代表的な撮影法における実効線量

歯科における撮影法	実効線量(μSv)	医科における撮影法	実効線量(μSv)
口内法エックス線撮影	1～8	胸部エックス線撮影	17～50
パノラマエックス線撮影	4～30	マンモグラフィー	230～400
セファロ撮影	2～3	注腸バリウム造影検査	7,200～8,000
CBCT	20～222	MDCT (腹部)	3,100～14,900
MDCT (顎骨)	100～3,324	PET	5,600～10,800

F 歯科エックス線撮影における最適化の手段

①口内法エックス線検査において，受光器と同形の絞りを利用し，適切な照射時間を設定する.

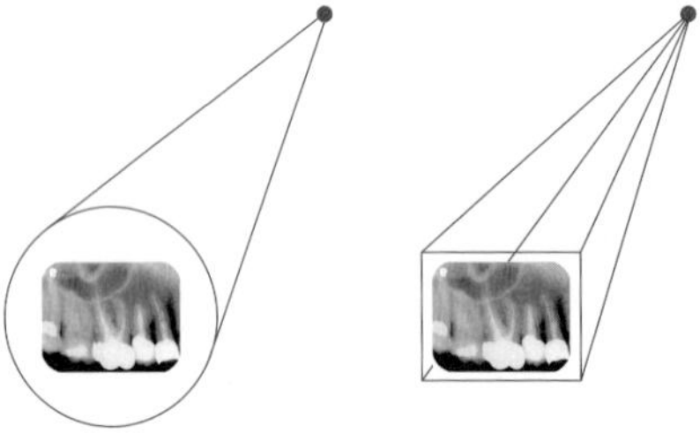

円形絞りと矩形絞りの比較

②歯科用エックス線フィルムを使用する場合は，F 感度のものを選ぶ.

③パノラマエックス線検査や歯科用コーンビーム CT 検査において，照射野を目的部位のみに制限する.

④受光器は感度の高いデジタルセンサーを利用する.

歯科エックス線撮影では甲状腺や腹部が直接照射されることはないので，鉛製の防護衣（防護エプロン）は不要とされているが，小児では甲状腺を防護することが勧められている.

G 放射線診療従事者の防護と管理

①放射線診療従事者

・放射線診療従事者とは管理区域に立ち入る者をさす.

・放射線診療に携わる医師，歯科医師，診療放射線技師，看護師，歯科衛生士が含まれる.

②環境の管理

・歯科診療所には歯科治療を行う場所とは別にエックス線診療室を設ける.

・エックス線診療室では，画壁の外側においての線量が 1 mSv/ 週以下と規制されている.

・放射線診療従事者の安全を確保するために放射線管理区域を設定する.

・放射線管理区域とは，実効線量が 1.3 mSv/3 か月を超えるおそれのある場所をさす.

・一般の診療所では，エックス線診療室が放射線管理区域となる.

・線量の測定には，環境モニタリング用線量計を用いる.

・6 か月を超えない期間ごとに 1 回測定し，測定記録を 5 年間保存する.

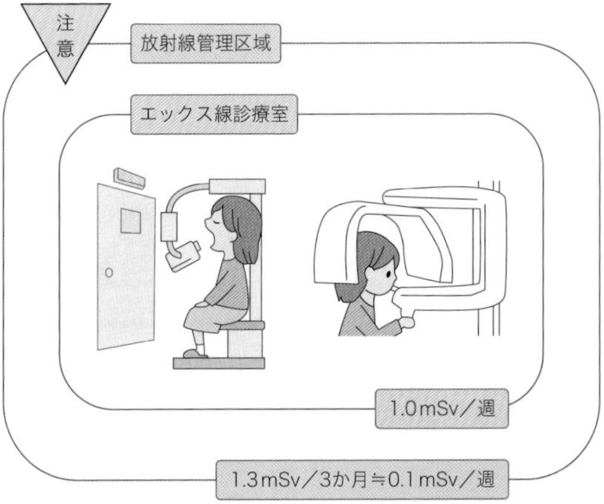

放射線管理区域とエックス線診療室の関係

③個人の管理

・ガラスバッジやルミネスバッジなどを用いて，個人の線量限度を超えないように，定期的にかつ継続して被曝線量を測定する．

・男性では胸部に，女性では腹部に装着する．

・放射線管理区域に立ち入る前と，その後1年を超えない期間ごとに，健康診断（問診，検診，検査）を受け，記録を5年間保存する．

問診　被曝歴の有無

検診　皮膚と眼の観察

検査項目　血色素量，ヘマトクリット値，赤血球数，白血球数，白血球百分率

Ⅲ．強磁場，電磁波，超音波の生体作用

A 強磁場の生体への影響

①静磁場の影響

・臨床で用いられているMRI機器での静磁場の生体への影響は問題にならない．

・生体への影響ではないが，磁性体金属に力が働くことには留意すべきである．

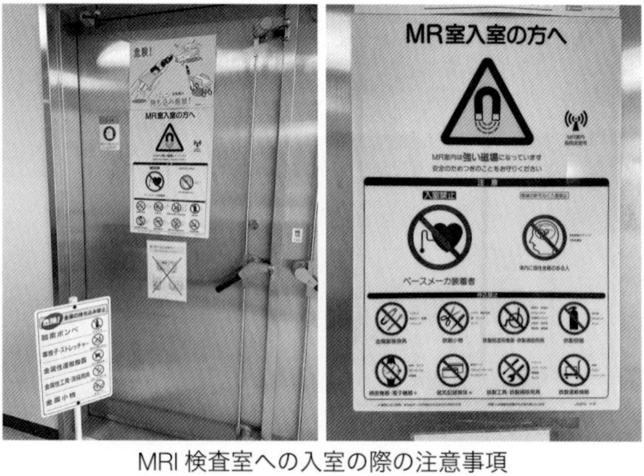

MRI 検査室への入室の際の注意事項

②変動磁場の影響

・変動磁場による渦電流によって，眼にピカピカした光を感じる磁気閃光が起こることがある．

B 電磁波の生体への影響

・電磁波は，波長の長いものから順に，電波，赤外線，可視光線，紫外線，エックス線（ガンマ線）と分類される．
・エックス線（ガンマ線）は放射線であるため，電離作用と励起作用があり，生体に害を与えうる．
・紫外線には励起作用があるが，ヒトでは紫外線によるDNAへのダメージに対しての修復機構が備わっている．
・電波，赤外線，および可視光線では，明らかな生体への影響はないが，周波数の高い電磁波には加熱効果がある．

C 超音波の生体への影響

・臨床で用いられている超音波診断装置では，超音波の生体への影響は問題にならない．
・ただし，強度によっては，熱作用や空洞現象がある．

Ⅳ．造影剤と副作用

A 造影検査とは

・対象とする臓器・組織と周囲の正常組織とのコントラストが低い場合，対象に造影剤を投与してコントラストを高める検査を造影検査とよぶ．
・対象を周囲より高信号で得ることを目的とする場合は陽性造影剤，逆に低信号とする場合を陰性造影剤とよぶ．

B 造影剤の種類

1）一般エックス線検査における造影剤

・消化管の造影検査には陽性造影剤としてバリウム製剤（硫酸バリウム）がよく用いられる.

・同時に, 陰性造影剤としてガスを利用し, 二重造影法とすることが多い.

・嚥下造影検査では, バリウム製剤の他にヨード製剤も使用される.

・陽性造影剤は, 生体に安定で, 原子番号が大きいものが望まれる.

2）CT 検査における造影剤

・腫瘍などの血管・血流の存在を診断するために投与されることが多い.

・生体への影響が少なく, 原子番号が大きいヨード製剤が用いられることが多い.

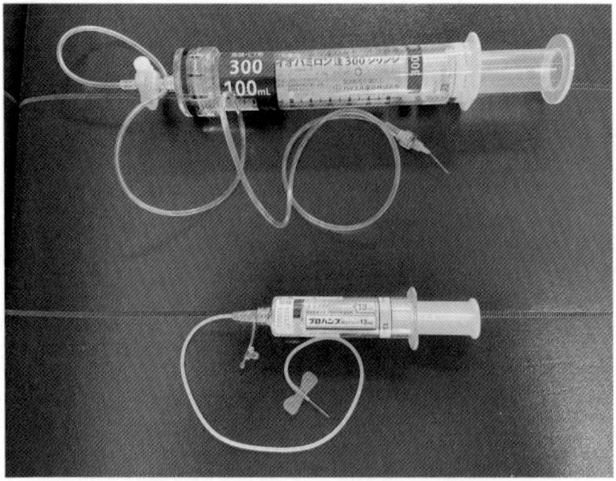

CT 用(上)と MRI 用(下)の造影剤

3）MRI 検査における造影剤

・腫瘍などの血管・血流の存在を診断するために投与されることが多い.

・陽性造影剤としてガドリニウムのキレート製剤が用いられている.

・ガドリニウムはプロトンの T1 緩和を促進し, T1 強調像で高信号となる.

・陰性造影剤や経口造影剤もある.

4）超音波検査における造影剤

・腫瘍などの血管・血流の存在を診断するために投与されることが多い.

・水の中で超音波を反射しやすいガスをマイクロバブル（微小気泡）にして投与する.

・マイクロバブルは 2 μm 程度の大きさである.

・副作用はほとんどない.

C 造影剤の副作用 よくでる

・CT 検査でのヨード製剤や MRI 検査でのガドリニウム製剤は静脈内に注射される.

・したがって，経口投与よりアレルギー反応が起こる可能性は高い.

・主たる排泄臓器は腎臓なので，腎機能低下患者では排泄遅延となり，急性腎障害などが起こるおそれがあるため原則禁忌である.

・同系統の造影剤に対して過敏症の既往歴のある患者には禁忌である.

・気管支喘息の患者，重篤な心疾患や肝障害のある患者にも原則禁忌である.

1）バリウム製剤における副作用

・ほとんどないが，大量に経口投与した場合に便秘が認められることがある.

2）ヨード製剤における副作用

・ヨード過剰に対する自己調節メカニズムが機能できず症状が悪化するおそれがあるため，重篤な甲状腺疾患のある患者には禁忌である.

3）ガドリニウム製剤による副作用

・遅発性のものとして，キレートが外れたガドリニウムによって NSF（腎性全身性線維症）が起こりうる.

Chapter 8

頭頸部の画像解剖

Check Point

・検査画像の正常解剖を説明できる.

・口腔・頭頸部間隙の解剖を説明できる.

Ⅰ. 画像解剖

A 正常画像解剖

1) パノラマエックス線写真

①正常解剖 よくでる

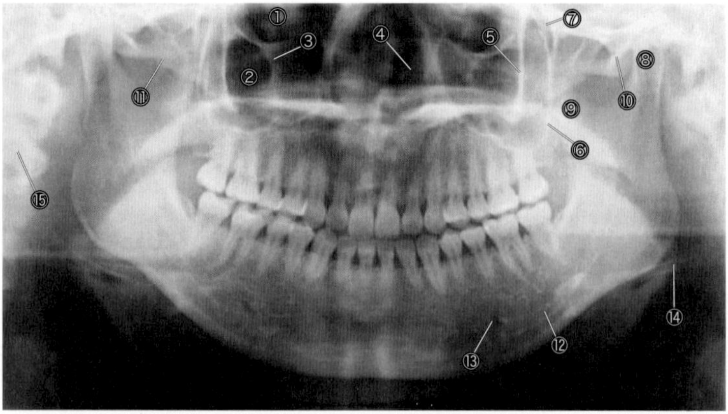

パノラマエックス線写真

①眼窩　②上顎洞　③眼窩下管　④下鼻甲介　⑤パノラマ無名線　⑥上顎洞後壁　⑦翼口蓋窩　⑧下顎頭　⑨筋突起　⑩関節隆起　⑪頬骨弓　⑫下顎管　⑬オトガイ孔　⑭舌骨　⑮頸椎

②障害陰影

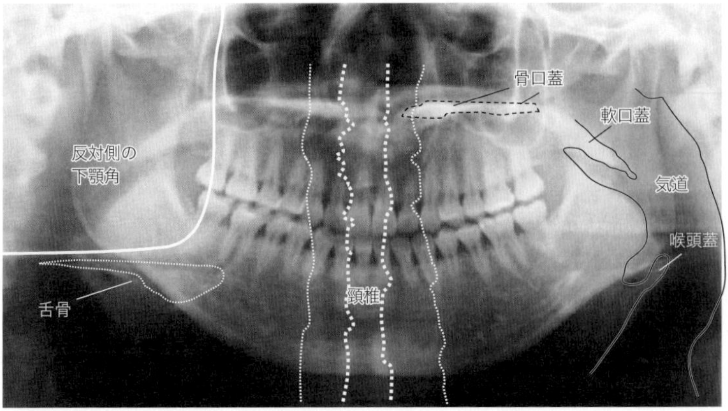

2) 上顎洞レベル横断像・咀嚼筋レベル冠状断像　よくでる

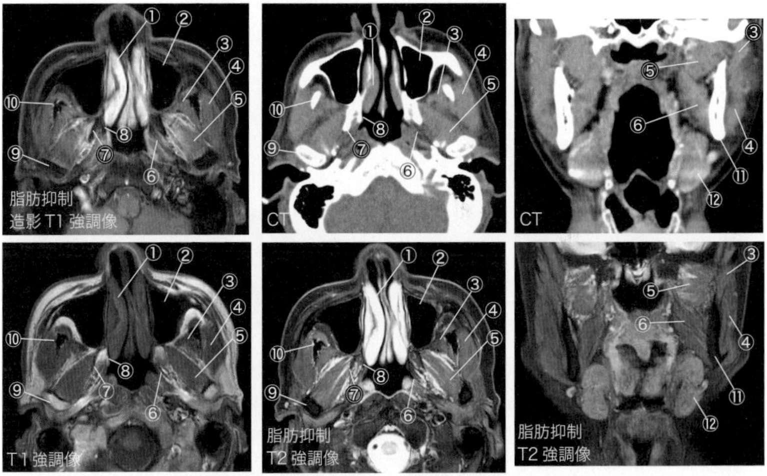

上顎洞レベル横断像・咀嚼筋レベル冠状断像

①下鼻甲介　②上顎洞　③側頭筋　④咬筋　⑤外側翼突筋　⑥内側翼突筋
⑦蝶形骨翼状突起外側板　⑧蝶形骨翼状突起内側板　⑨下顎頭　⑩筋突起
⑪下顎枝　⑫顎下腺

3）下顎骨レベル横断像・口底レベル冠状断像 よくでる

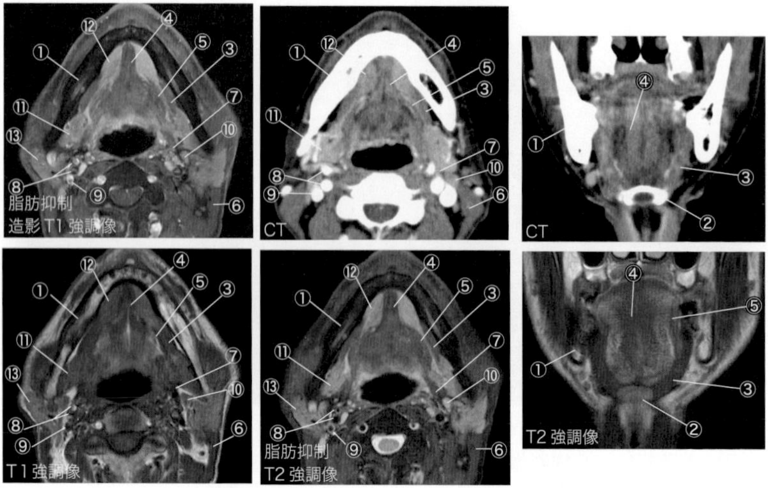

下顎骨レベル横断像・口底レベル冠状断像

①下顎骨　②舌骨　③顎舌骨筋　④オトガイ舌筋　⑤舌骨舌筋　⑥胸鎖乳突筋　⑦顎二腹筋後腹　⑧内・外頸動脈　⑨内頸静脈　⑩上内深頸リンパ節　⑪顎下腺　⑫舌下腺　⑬耳下腺

4）顎関節 MRI 像 よくでる

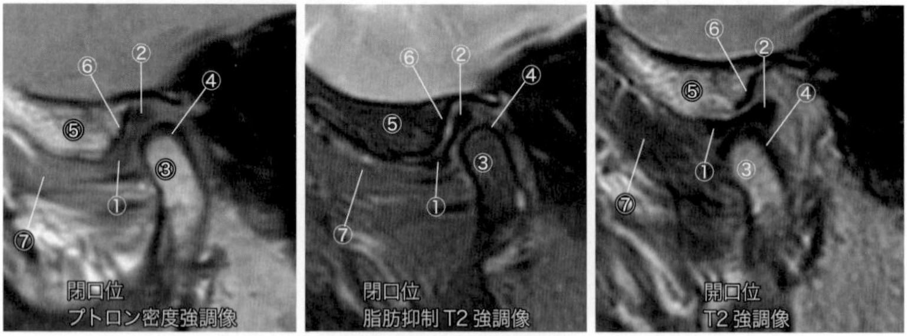

顎関節 MRI 矢状断像

①関節円板（前方肥厚部）　②関節円板（後方肥厚部）　③下顎頭（骨髄）　④下顎頭（皮質骨）　⑤関節隆起（骨髄）　⑥関節隆起（皮質骨）　⑦外側翼突筋

5）頭蓋底の重要構造

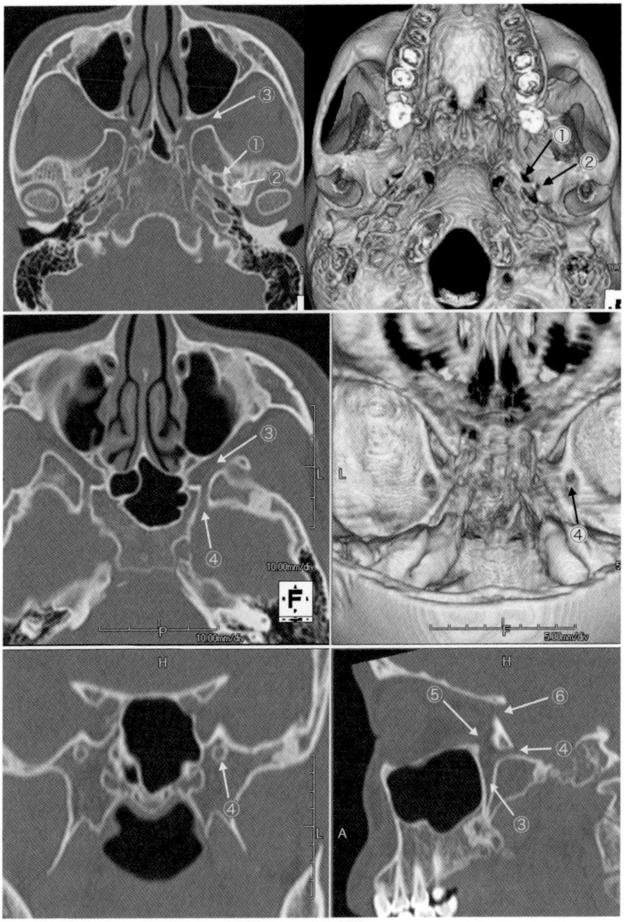

頭蓋底の重要構造

①卵円孔　②棘孔　③翼口蓋窩　④正円孔　⑤下眼窩裂　⑥上眼窩裂　⑦眼窩下管　⑧眼窩下孔

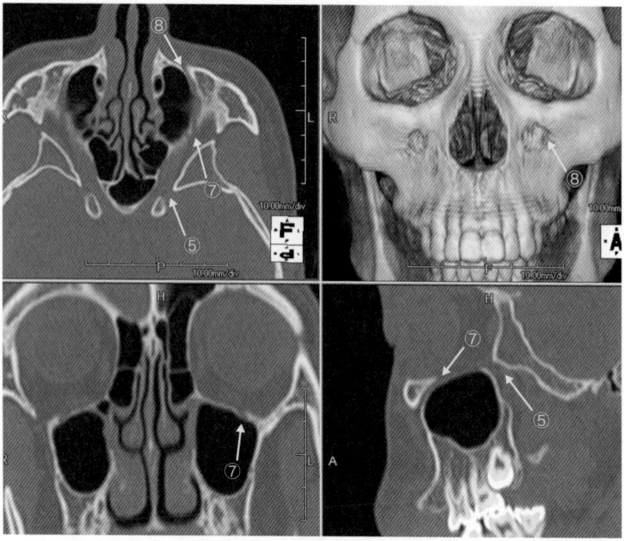

頭蓋底の重要構造(つづき)

Ⅱ．口腔・頭頸部の間隙

・口腔を含む頭頸部は筋膜により区分された(間)隙ごとに分けて，各(間)隙の内容構造物や好発病変，病変の進展などを考えることが有効である．

・病変がどの(間)隙に存在するか，どの(間)隙に波及しているかを考えると理解，診断しやすい．

A 口腔・頭頸部間隙の解剖

・口底部は顎舌骨筋を境界として上方の舌下隙と下方の顎下隙とに隔てられる． よくでる

①舌下隙は，歯槽部の炎症が内側へ進展した場合に波及しやすい．舌下腺が位置する．

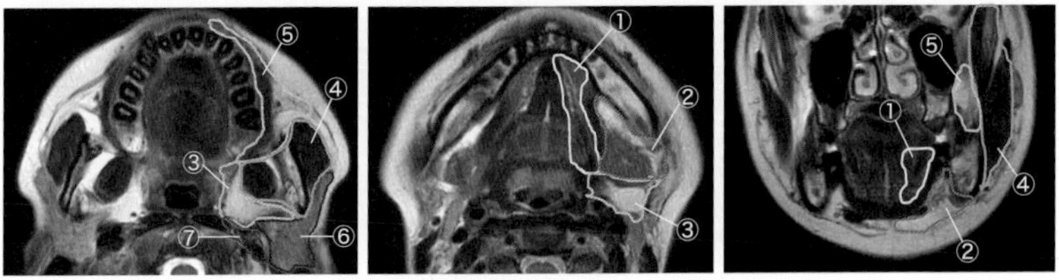

頭頸部筋膜(間)隙

①舌下隙　②顎下隙　③傍咽頭隙　④咀嚼筋隙　⑤頬部隙　⑥耳下腺間隙　⑦頸動脈間隙

②顎下隙は，臼歯の炎症（特に智歯周囲炎や第二大臼歯の炎症に多い）が内側へ進展した場合に波及しやすい．顎下腺が位置する．

③傍咽頭隙は，咽頭腔の粘膜壁（咽頭粘膜間隙）に隣接して両外側に位置し，頭蓋底〜舌骨のレベルにある間隙．

・傍咽頭隙は，舌下隙と顎下隙の後方で，両(間)隙との間に障壁となる構造がなく，連続している．すなわち，舌下隙と顎下隙の炎症は傍咽頭隙へ波及しやすい．

④咀嚼筋隙は，咬筋と内側／外側翼突筋，その間の下顎枝を取り囲むように位置する．

・咀嚼筋隙内の下顎枝と翼突筋との間に翼突下顎隙が存在する（図には示していない）．智歯周囲炎などの炎症が波及しやすい． よくでる

・翼突下顎隙は，後方の傍咽頭間隙と連続し，炎症が波及しやすい．

⑤頬部隙は，咀嚼筋隙の前方および顎骨の頬側に位置する．上顎の歯性感染が波及しやすく，後ろの翼突下顎隙へ炎症が波及しやすい． よくでる

⑥耳下腺間隙は，耳下腺を取り囲むように存在する筋膜による(間)隙．

⑦頸動脈間隙は，傍咽頭隙の後方にある頭蓋底〜大動脈弓までつながる(間)隙．総頸・内頸動脈や内頸静脈，脳神経Ⅸ〜Ⅻ（舌咽神経，迷走神経，副神経，舌下神経），交感神経叢，リンパ節などが存在する．

Chapter 9
歯および歯周組織の画像診断

Check Point

・歯および歯周組織のエックス線画像を理解する.
・歯および歯周組織の病態画像を理解する.

Ⅰ. 解剖学的構造と読影のポイント

エナメル質，象牙質，歯髄腔，歯根膜腔，歯槽硬線，骨梁など細部の画像診断が必要となるため，一般に解像度の高い口内法が用いられる.

・エナメル質：エックス線不透過性が最も高く，均一な不透過像
・象牙質，セメント質：骨と同程度の均一な不透過像. 象牙質とセメント質は区別できない.
・歯髄腔：歯冠中央から根尖にかけてみられるエックス線透過性の管腔
・歯根膜腔：歯根周囲の一層の透過像
・歯槽硬線：歯根膜腔の外側にみられる一層の不透過像. 歯槽頂に連続する.
・骨梁・骨髄腔：歯槽骨のモザイク模様（骨梁が不透過性，骨髄腔が透過性）

CHECK!　実効原子番号（原子番号が高い物質ほど不透過性が高くなる）

・エナメル質　15～16
・象牙質　13～14
・脂肪　5～6
・鉛　82

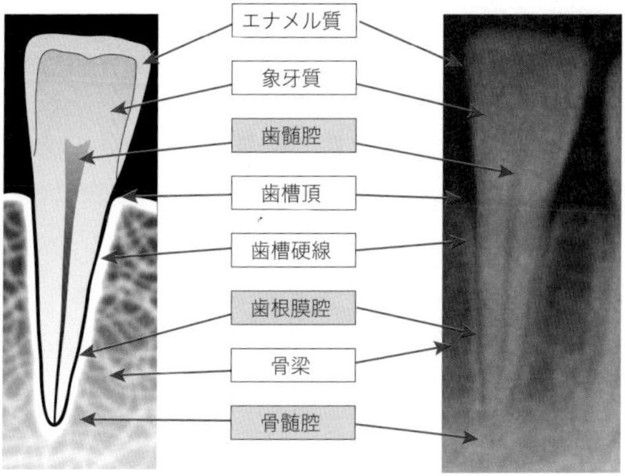

Ⅱ．歯の異常

A 数や大きさの異常（過剰歯，歯数不足）

歯数の診査には，パノラマエックス線撮影が有用．

1）過剰歯

・歯胚の過形成や分裂などによって正常の数より多く形成された歯のこと．

・異常な形態を示す異常型と正常な形態を示す正常型があり，異常型は上顎前歯部や大臼歯部に多く，正常型は小臼歯部に多い．

2）歯数不足

・歯胚の先天的欠如や無形成によって生じる．

・完全無歯症は，すべての歯が欠如しているものできわめてまれ．部分無歯症は，第三大臼歯，上顎側切歯，上下顎第二小臼歯，下顎切歯が欠如する場合が多い．

3）大きさの異常

・異常に小さい歯を矮小歯といい，上顎側切歯や上顎第三大臼歯に多い．

・異常に大きい歯を巨大歯といい，上顎中切歯や上顎犬歯に多い．

B 形成・形態の異常

1）エナメル質形成不全｛症｝

・1歯あるいは数歯にみられるエナメル質形成不全は，局所的な原因によって生じることが多く，乳歯根尖病巣に起因するTurner（ターナー）歯が有名.

・全顎的なエナメル質形成不全は全身的因子によっても生じることがあり，歯の形成時期の重篤な疾患，フッ化物の摂取，遺伝的因子などが関与する.

2）象牙質形成不全｛症｝

象牙質の形成時期に局所的または全身的な障害が作用し，象牙質の形態異常や石灰化不全を生じることがある．骨形成不全症の随伴症状である場合や，小児期の放射線治療が原因である場合がある.

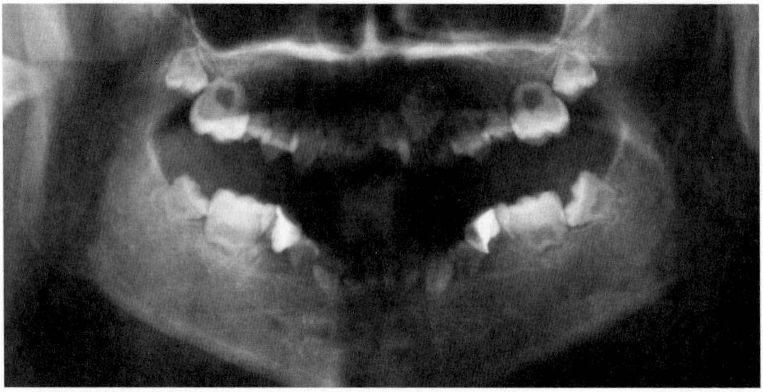

小児期に放射線治療および化学療法を受けた既往がある．すべての永久歯歯根は短小で円錐形を示している.
（飯久保正弘，歯科臨床における画像診断アトラス 第2版，2020）

3）歯内歯

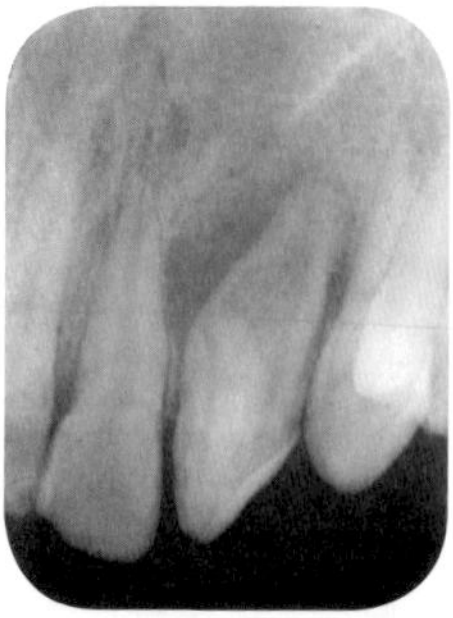

⌊2は歯髄腔が広く，歯髄腔内に歯が陥入しているようにみえる．

・歯の形成早期に歯冠部のエナメル質および象牙質が歯髄腔内に陥入することによって形成されることから陥入歯ともいう．

・画像所見では広い歯髄腔内にあたかも小さな歯が存在するように観察される．

・上顎の側切歯，第三大臼歯，中切歯，犬歯の順に多く，下顎ではまれ．

4）中心結節

・臼歯咬合面の中央部に発達した円錐状の異常結節で，下顎小臼歯に最も多い．

・結節内に歯髄腔を有することがあり，結節が破折あるいは咬耗すると露髄した状態となり，歯髄炎を惹起することがある．

5）癒合歯・癒着歯

・癒合歯は，歯の形成期に隣接歯が組織的に結合することにより生じ，下顎前歯部に多い．

・隣接歯が象牙質形成後にセメント質のみで結合した歯を癒着歯といい，上顎大臼歯間でまれにみられる．

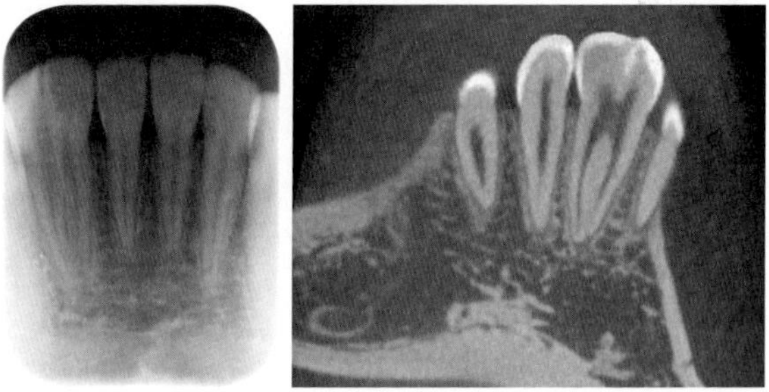

口内法エックス線写真（左）では$\overline{3\ 2}|$は歯根が癒合して見え，歯科用コーンビーム CT（右）では歯髄腔が交通していることがわかる．

6）タウロドント

歯髄腔が縦に長く，根分岐部が根尖側に位置している形態異常をタウロドントという．歯冠形態には異常がみられないため，視診では判別がつきにくく，画像所見が有用となる．乳臼歯や大臼歯にみられる．

C 実質欠損

1）齲蝕

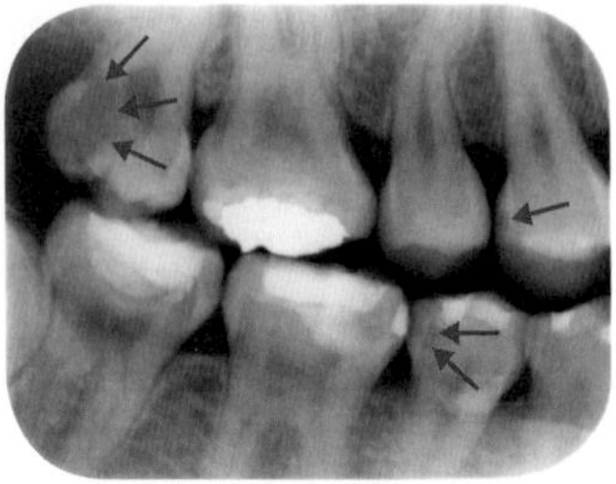

・健全部に比較して，エックス線透過性（赤矢印）となる．

・小さな齲蝕は見逃され，検出された齲蝕は過小評価されやすい．

・初期齲蝕の診断には咬翼法（→p.29 参照）が最も適している．

2）酸蝕症

・酸の作用により歯質が表在性に脱灰された状態．

・強い無機酸の吸飲，酸性飲料の常飲，胃酸嘔吐の繰り返しなどが原因．

3）歯根吸収

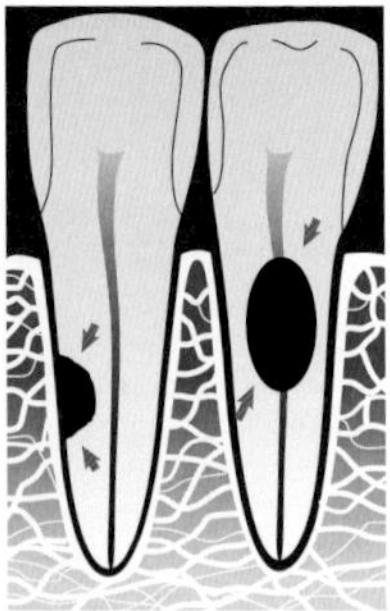

外部吸収　内部吸収

・生理的吸収と病的吸収があり，病的吸収には外部吸収（歯根膜側からの吸収）と内部吸収（歯髄腔からの吸収）がある．

・外部吸収の原因は歯の外傷，歯根周囲の炎症，過度の矯正力，腫瘍・嚢胞による歯根の圧迫などが知られている．

・内部吸収の原因は明らかでない場合が多いが，歯の外傷，覆髄や断髄の影響が考えられている．

4）歯根の破折

・前歯部では打撲や転倒などの外傷に起因する水平破折が多い.

・臼歯部では咬合力により生じる垂直破折（赤矢印）が多い.

・破折線に沿った歯周組織の破壊や骨欠損像（青矢印）がみられることがある.

・いずれの破折も破折線に対してエックス線が平行に入射しないと映らない.

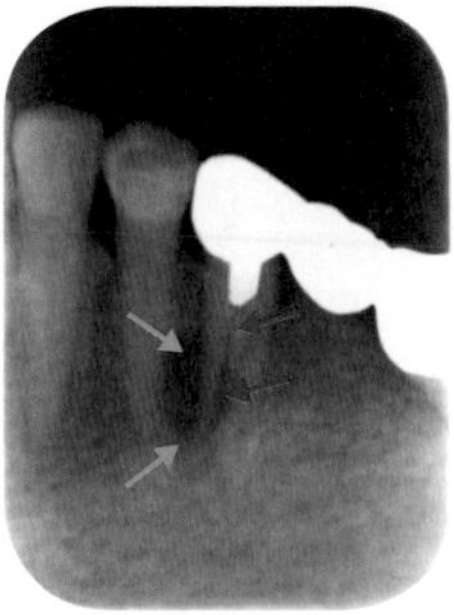

Ⅲ．歯周組織の異常

A 根尖病巣

・急性根尖性歯周炎と慢性根尖性歯周炎（歯根肉芽腫，歯根嚢胞を含む）がある.

・病変の観察には，二等分法を用いることが多いが，病変が大きい場合や隣接組織との関係を観察する場合は咬合法，パノラマ撮影法，CT が用いられることがある.

・初期のエックス線所見は，根尖部に限局した歯根膜腔の拡大と歯槽骨の透過性変化であるが，エックス線写真に変化を示さない症例もある.

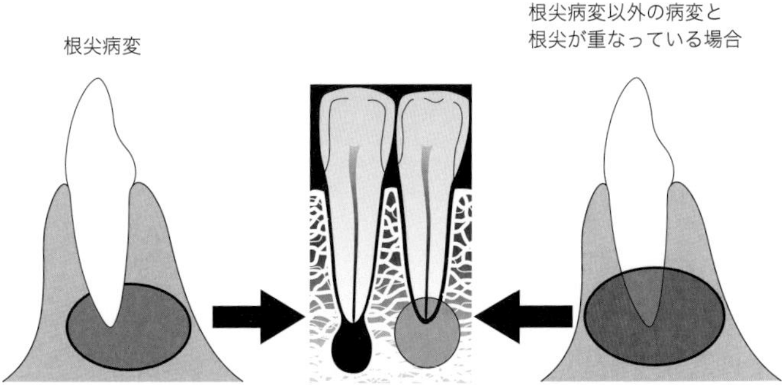

CHECK!　根尖病変の画像所見　よくでる

・根尖を取り囲む透過像で，歯根膜腔と連続する.
・透過像周囲には歯槽硬線と連続する一層の硬化縁がみられることがある．これらの所見が前頁の図のように根尖部にできた他の疾患（腫瘍や嚢胞）との鑑別に有効.
・病変周囲の骨には硬化性変化（不透過性亢進）を伴うことがある.

B 辺縁性歯周炎

CHECK!　画像を見るポイント　よくでる

・歯槽骨の吸収程度（歯根長に対する吸収された部分の長さの比）と吸収の型（歯槽頂とほぼ水平に吸収する型を水平性骨吸収，特定の部位に限局し歯軸方向に吸収する型を垂直性骨吸収という）
・根分岐部の骨吸収（根分岐部病変）
・歯槽頂部の歯槽硬線の明瞭性（吸収が進行していると, 歯槽硬線は消失）

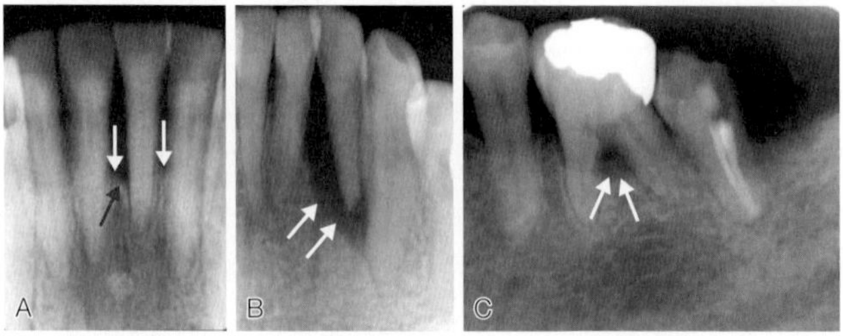

A：水平性骨吸収，B：垂直性骨吸収，C：根分岐部病変．白矢印は骨吸収部位，赤矢印は歯槽頂部の歯槽硬線を示す．歯槽頂部の歯槽硬線が水平性骨吸収の写真では確認できるが，垂直性骨吸収の写真では確認できない．垂直性骨吸収の写真は，進行性の骨吸収を反映していると考えられる.

C その他の歯周組織の異常

1）セメント質肥大

・内部均一な不透過像（赤矢印）

・周囲は歯根膜腔で覆われる.

・歯根膜腔の拡大はない.

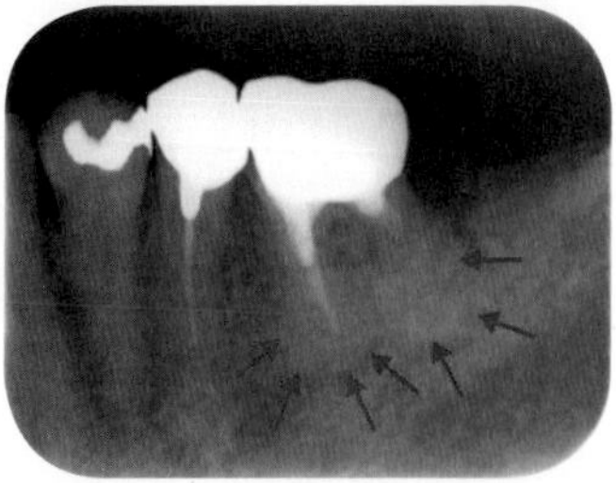

2）セメント質骨性異形成症（骨性異形成症） よくでる

・石灰化の程度により，①歯根膜腔が拡大し，内部に石灰化がみられない時期，②一部に石灰化がみられる時期，③ほぼ全体が石灰化している時期がある.

・石灰化物（赤矢印）は拡大した歯根膜腔（青矢印）内に存在し，かつ歯根とは離れている.

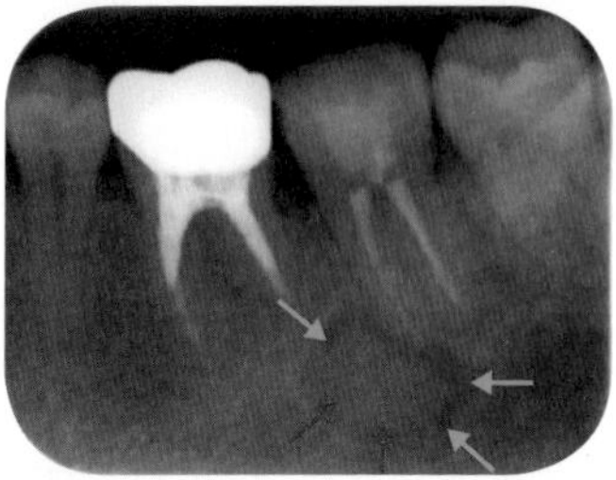

Chapter 10
顎骨，顎関節および上顎洞の画像診断

Check Point

・顎骨では，透過性病変と不透過性病変，透過 / 不透過性の混在病変について，おのおのの疾患の特徴的所見を把握する．
・顎関節疾患では，各画像検査法の特徴を理解する．
・上顎洞の画像診断では，副鼻腔の正常像と生理的な機能をあわせて確認する．

Ⅰ．顎骨の画像診断

A 顎骨と顎骨周囲の炎症

顎骨および顎骨周囲の炎症は，歯性感染がほとんどである．

1）顎骨骨髄炎

【特徴的な画像所見】 よくでる

①エックス線所見

・骨髄の炎症により骨組織にさまざまな所見を呈する．
・広範囲な**骨の破壊**（**虫喰い状が特徴**）とその周囲の**びまん性骨硬化像**がみられる．
・栄養供給を経たれた骨組織は壊死に陥り，腐骨として分離される（**腐骨分離**のエックス線所見）．
・骨皮質の外層に層状（タマネギの皮状）の骨膜下骨新生像（骨膜反応）がみられることがある．

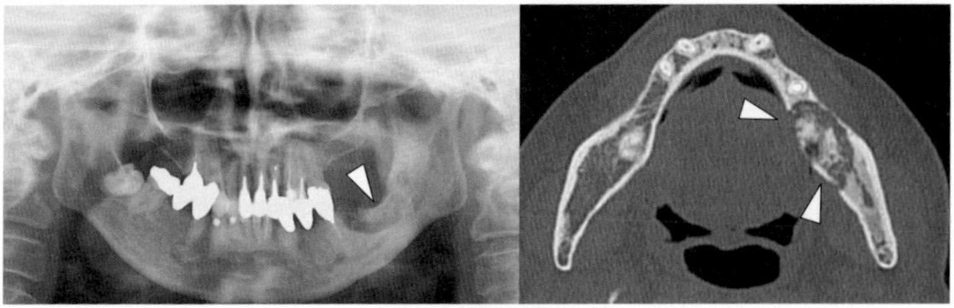

左下顎骨骨髄炎
左下顎骨体部から下顎枝にかけてびまん性骨硬化像を認め，下顎左側大臼歯部には腐骨分離像(矢頭)がみられる．

② MRI 所見 よくでる

・骨髄（海綿骨領域）の T1 強調像の低信号，T2 強調像の高信号，造影剤増強効果を呈する．

・MRI では顎骨周囲の軟組織への炎症波及も検出可能である．

CHECK! T1 強調像の骨髄信号 よくでる

成人の正常骨髄は黄色骨髄（脂肪髄）であり，脂肪と同様に T1 強調像で高信号を示す．**顎骨骨髄炎**では T1 強調像で骨髄信号が消失し，低信号となる．この所見は CT での骨破壊よりも早期に出現する．

③骨シンチグラフィ所見

・骨吸収や骨形成などの骨改造機転を早期に検出するため，病巣の領域に一致して集積亢進がみられる．

・感度が高く，エックス線写真や CT よりも変化が早期に出現する．

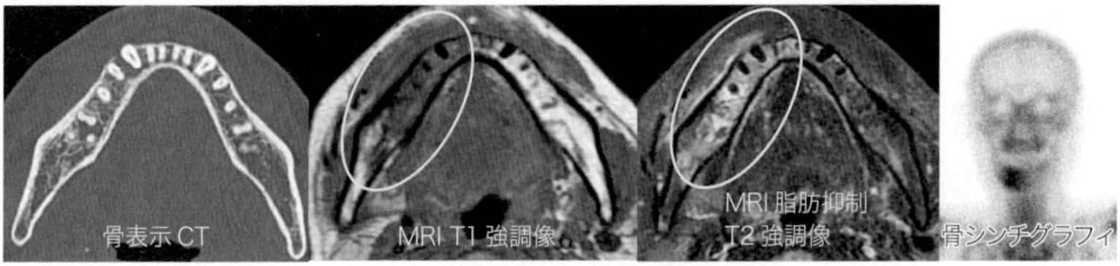

右下顎骨骨髄炎の症例
CT では不明だが，MRI と骨シンチで検出可能な異常所見がみられる．

2）放射線性顎骨壊死 よくでる

・放射線治療により顎骨に高線量が当たっている場合に生じる．

・抜歯や歯性感染から生じ，通常の骨髄炎と画像所見は区別できない．

3）薬剤関連顎骨壊死（MRONJ：Medication-Related Osteonecrosis of the Jaw） よくでる

・骨粗鬆症や悪性腫瘍の骨転移の治療薬として使用される**ビスホスホネート（BP）製剤**や**デノスマブ/抗RANKL 抗体製剤**の投与歴のある患者に生じる骨壊死，骨髄炎をそれぞれ，BRONJ（BP-Related ONJ）およびDRONJ（Denosumab-Related ONJ）とよぶ．これらの薬剤投与に関連する顎骨壊死を総称する名称である．

・抜歯を契機に発症することが多く，歯槽骨の骨露出だけの場合から広範に腐骨形成を伴う骨破壊を認める場合がある．

画像所見

・軽微な所見として，歯槽硬線/歯槽窩壁の肥厚や抜歯窩の残存，歯槽骨の鋭縁がみられる．

・進行すると通常の骨髄炎と同様の所見を呈する．

4）蜂窩織炎

・歯性感染が顎骨周囲の軟組織へ広がり，びまん性に炎症波及している状態である．

→ Chapter 11-Ⅰ「口腔・頭頸部軟組織の炎症性疾患の画像診断」（p.119）参照

B 顎骨の嚢胞

【基本的な画像所見】 よくでる

・類円形の境界明瞭な**エックス線透過像**を基本とし，辺縁に骨硬化縁を伴うことが多い．

・造影検査で病変内部は非造影である．

・MRI では，内容成分にもよるが，一般に液体成分では T1 強調像で低信号，T2 強調像で著明な高信号を呈する．

1）歯原性囊胞

(1) 歯根囊胞

・根尖性歯周炎から続発する炎症性の囊胞性疾患．顎骨の囊胞性疾患のうち，頻度としては最も多い．

・失活歯の根尖に位置して歯根膜腔と連続する境界明瞭な類円形の透過像を呈し，辺縁に骨硬化縁を伴うことが多い．

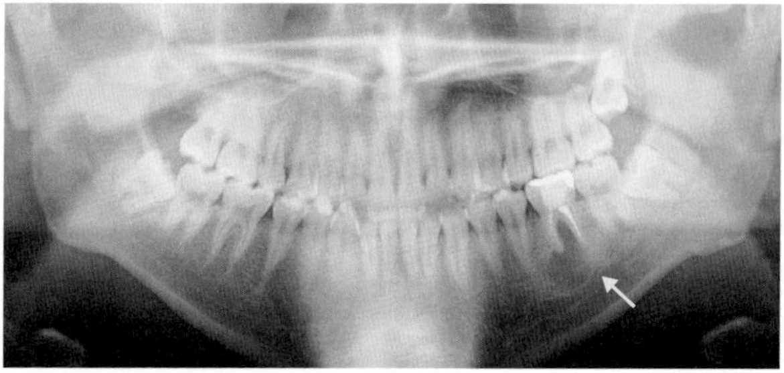

歯根囊胞
「6 根尖に歯根膜腔と連続する辺縁に一層の骨硬化縁を有する境界明瞭な骨吸収を認める．

(2) 残留囊胞

・歯を抜去したあとも残存した歯根囊胞である．

(3) 含歯性囊胞

・頻度は歯根囊胞に次いで多く，智歯によくみられる．

・未萌出歯の歯冠を取り囲む境界明瞭な透過像で，透過像はその歯の歯頸部に付着することが多い．

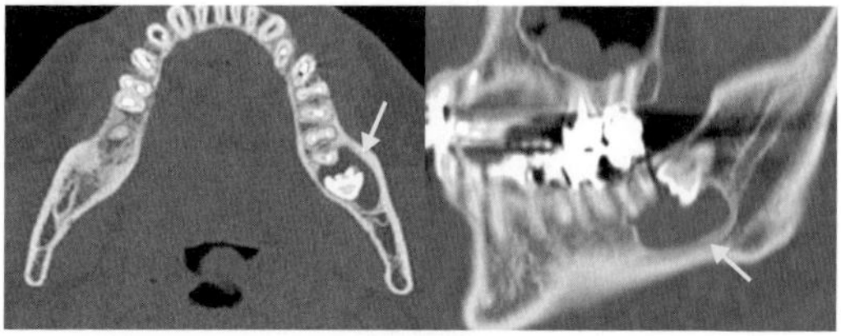

含歯性囊胞
「8 歯冠を取り囲む境界明瞭な囊胞様病変を認める．

(4) 歯原性角化嚢胞（角化嚢胞性歯原性腫瘍）

- **錯角化**した重層扁平上皮に裏装された嚢胞壁を有する頻度の高い嚢胞性病変で，増大傾向が強く，再発傾向も高い．
- **基底細胞母斑症候群**では本疾患が多発する（p.142 参照）．

画像所見

- 境界明瞭な単胞性または多胞性の透過像である．
- 骨膨隆，歯根吸収などの画像所見がみられる．
- エックス線やCTでは，エナメル上皮腫と区別困難である．

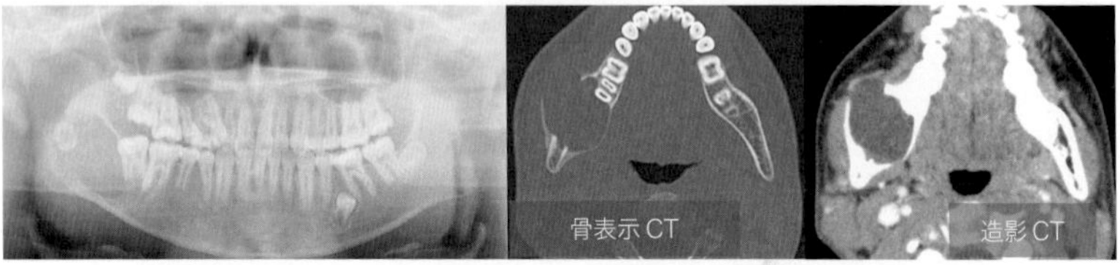

歯原性角化嚢胞

境界明瞭な病変で，造影検査にて内部非造影性の嚢胞様病変を呈する．

(5) 石灰化歯原性嚢胞（石灰化嚢胞性歯原性腫瘍）

- 上下顎骨の切歯，犬歯領域に好発する．
- 嚢胞壁に幻影細胞（ghost cell）を認め，ときに石灰化する．
- 境界明瞭な単胞性または多胞性の透過像内に種々の程度の不透過像（石灰化）が点在する場合がある．

CHECK! 嚢胞様透過像内の石灰化

境界が明瞭で類円形の透過像を呈する嚢胞や腫瘍を疑う病変の内部に石灰化を認める病変は，石灰化歯原性嚢胞（石灰化嚢胞性歯原性腫瘍），石灰化上皮性歯原性腫瘍，腺腫様歯原性腫瘍である．

2）非歯原性囊胞

（1）鼻口蓋管囊胞

・鼻口蓋管の残存上皮に由来する囊胞である．
・咬合法エックス線検査が有用である．

画像所見

・鼻口蓋管自体が拡張，または鼻口蓋管の不明となった上顎正中の類円形，ハート型の境界明瞭な透過像を呈する．
・歯根囊胞と異なり，歯根膜腔との連続性は認めない． よくでる

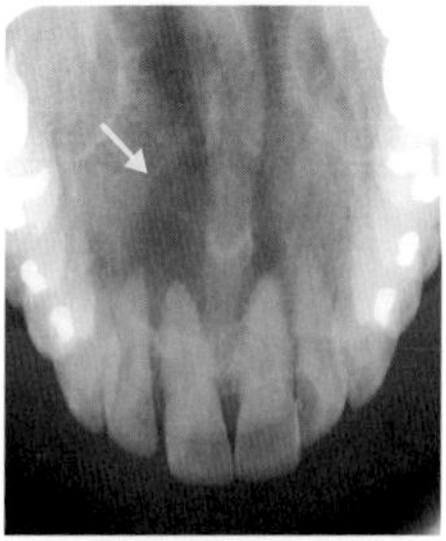

鼻口蓋管囊胞
上顎咬合法で上顎両側中切歯根尖部に境界明瞭な透過像を認める．

3）その他の骨囊胞

（1）単純性骨囊胞

・若年者の下顎前歯部や骨体部に好発する上皮のない菲薄な結合組織で裏装される偽囊胞である．

画像所見

・境界明瞭な透過像であるが，辺縁の骨硬化縁は弱く，境界不明瞭にみえることも多い．
・辺縁形状が帆立貝状（槽間中隔や根間中隔に入り込むような）所見を呈することが特徴． よくでる

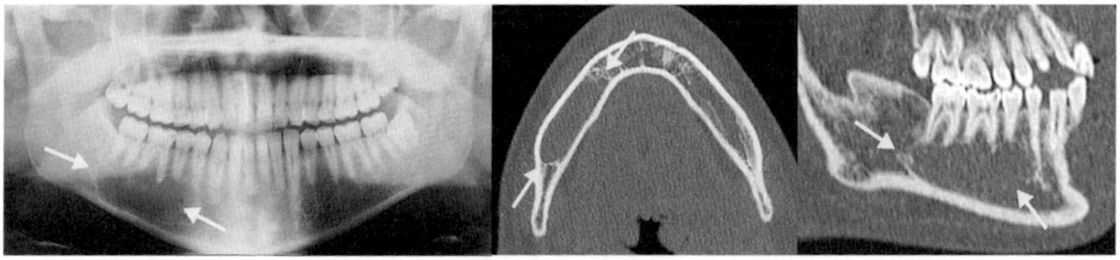

単純性骨囊胞
パノラマエックス線写真で右下顎骨体部に境界明瞭，辺縁硬化縁に乏しく根間中隔に入り込むような帆立貝状辺縁を有する透過像を認める．CT でも同様に辺縁硬化縁に乏しい囊胞様病変を認める．

(2) 静止性骨空洞

・嚢胞ではなく顎骨に生じた骨陥凹であるが，パノラマエックス線写真で嚢胞のようにみえる．

・下顎角部の下顎管下方に厚い辺縁硬化縁を伴う透過像を呈する．

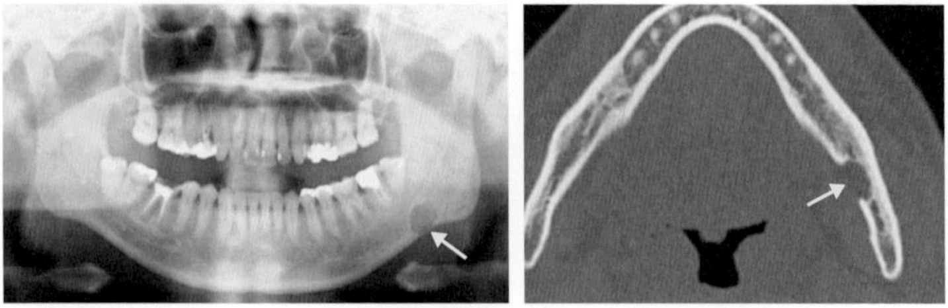

静止性骨空洞

パノラマエックス線写真で左下顎角部に境界明瞭な透過像を認める．CT では，左下顎角部の内側に骨陥凹を認める．

C 顎骨の良性腫瘍および腫瘍類似疾患

画像所見は大きく分けて，**透過像**を示すもの，**主に不透過像**を示すもの，**透過像と不透過像**の混在するものに分けられる．

1）透過像を呈する良性腫瘍および腫瘍類似疾患

(1) エナメル上皮腫

・歯原性腫瘍では頻度の高い腫瘍である．

・20〜40 歳代に好発し，約 80%が下顎に生じ，特に臼歯部に多い．

・亜型として単嚢胞型，骨外/周辺型，転移性が分類されている．

・内部に埋伏歯を含むこともある．

・画像所見では，歯原性角化嚢胞（角化嚢胞性歯原性腫瘍）などの境界明瞭な透過像を示す病変との区別は困難である．

画像所見

・単胞性または多胞性の境界明瞭な透過像を示す．多胞性では**石鹸泡状**や**蜂巣状**を呈することがある．

・骨膨隆やナイフカット状の歯根吸収を伴うことが多い．

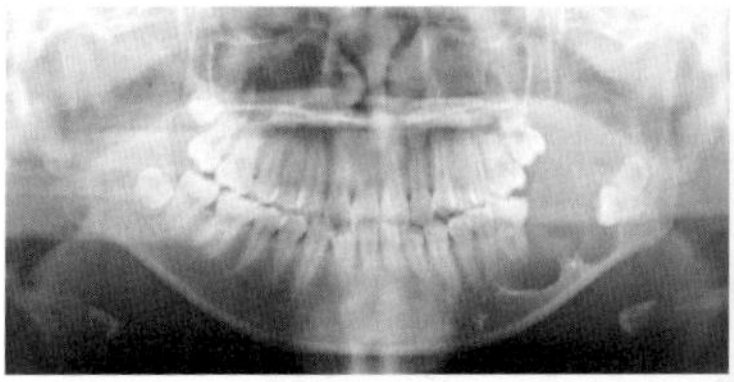

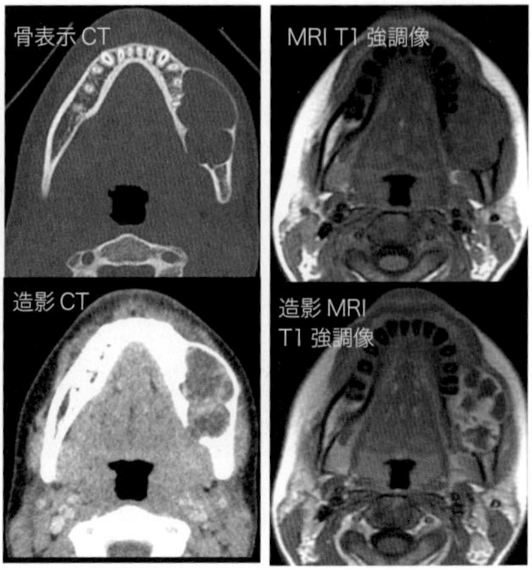

エナメル上皮腫
パノラマエックス線写真で左下顎骨体～下顎枝に境界明瞭，多胞性の透過像を認める．CT，MRI で多胞性，境界明瞭な頬舌側に膨隆する病変を認める．造影 CT と造影 MRI でともに，病変の一部に造影剤増強効果を認める．

(2) エナメル上皮腫，単嚢胞型

・病変全体が嚢胞状の腔を呈するもので，裏装上皮にあたる嚢胞壁がエナメル上皮腫の実質成分からなる．

・10～20 歳代に好発する．

画像所見

・通常のエナメル上皮腫とおおむね同様であるが，埋伏歯を含み単胞性であることが多い ➡ 含歯性嚢胞と類似する．

(3) 歯原性粘液腫

・豊富な粘液基質と紡錘状の細胞が疎に配列する歯原性腫瘍であり，皮膜をもたず，再発が多い．

・隔壁様構造がない場合，エナメル上皮腫との鑑別が困難となる．

画像所見

・境界明瞭な多胞性の透過像を示し，内部に樹枝状の不透過像（隔壁様構造）がみられることが多い．➡**テニスラケット状所見** よくでる

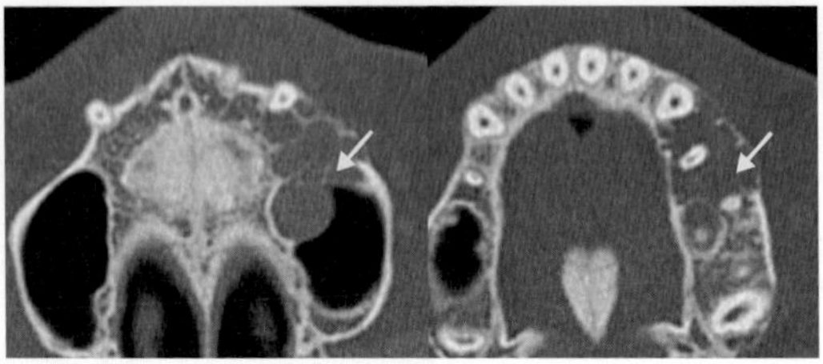

歯原性粘液腫
上顎左側に隔壁様構造を有する低吸収病変を認める．樹枝状(直線傾向のある)隔壁を認め，テニスラケット状所見を呈する．

(4) 歯原性線維腫

・顎骨内と歯肉（顎骨辺縁性）に生じる歯原性腫瘍であり，顎骨中心性のものはまれである．

画像所見

・顎骨内の単胞性または多胞性の境界明瞭な透過像であり，エナメル上皮腫などとの鑑別は困難である．

(5) 中心性巨細胞肉芽腫

・顎骨に限局性の骨融解を生じる巨細胞性病変である．

・若年者の下顎骨に好発する．

画像所見

・単胞性または多胞性の嚢胞様所見を呈することが多く，ときに皮質骨の破壊や反応性の骨造成（骨膜反応），歯根の吸収や離開がみられることがある．

2）不透過性病変，または透過性と不透過性の混在病変

（1）歯牙腫

・比較的頻度の高い歯原性腫瘍であり，「複雑型」と「集合型」に分けられる．

①複雑性歯牙腫

・境界明瞭な不透過像を呈し，不規則なエナメル質と象牙質構造を有する．

②集合性歯牙腫

・境界明瞭な透過像の中に，小さな歯牙様のエナメル質，象牙質，歯髄様の構造が多数集合する．

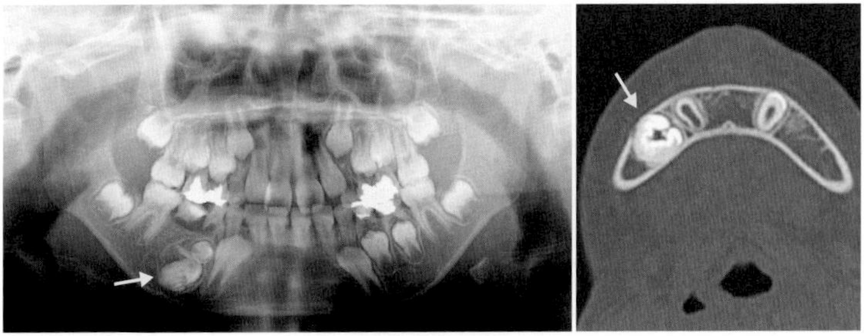

複雑性歯牙腫

下顎右側小臼歯部に境界明瞭な不透過像を認め，不規則なエナメル質濃度と象牙質濃度の病変を認める．

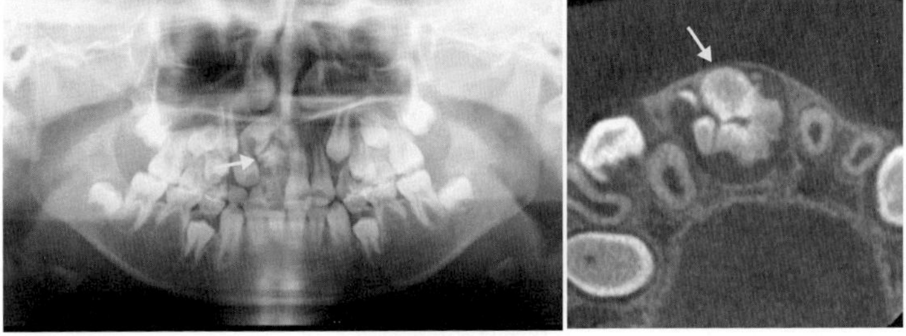

集合性歯牙腫

1|部に境界明瞭な透過像の内部に複数の小さな歯牙様構造が集合した病変を認める．

(2) 腺腫様歯原性腫瘍

・比較的まれな歯原性腫瘍である．

・10～20歳代に好発し，約半数が上顎前歯，特に犬歯部が多く，次に下顎前歯に生じる頻度が高い．

画像所見

・境界明瞭な単胞性の透過像であり，その内部に不規則な不透過像（石灰化）が散在する．埋伏歯や未萌出歯を伴うことが多い．

(3) 石灰化上皮性歯原性腫瘍

・Pindborg腫瘍とよばれ，2/3は下顎に出現する歯原性腫瘍である．

画像所見

・境界明瞭な透過像を呈し，内部にさまざまな大きさの不透過像（石灰化）を有する．

(4) セメント芽細胞腫

・下顎臼歯部が好発部位で，根尖に出現する歯原性腫瘍であり，骨膨隆をきたす．

・セメント質骨性異形成症，内骨症，骨芽細胞腫と鑑別を要する．

画像所見

・歯根と連続する境界明瞭な類円形の不透過像であり，周囲に一層の透過帯を認める．ときに歯根吸収を認めることがある．

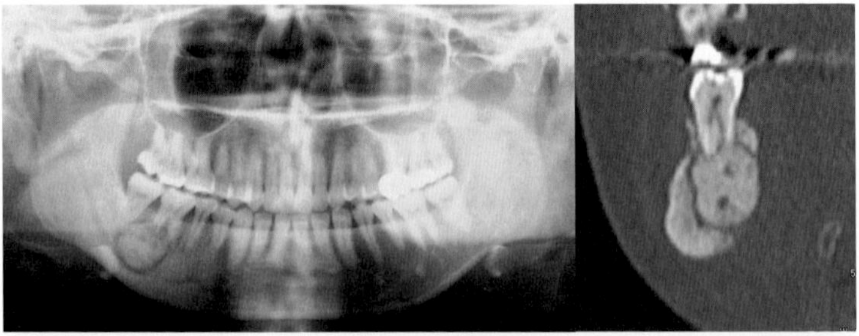

セメント芽細胞腫

歯根と連続する周囲に一層の透過帯のある境界明瞭な不透過像を示す．CTは同様の所見で，舌側には皮質骨断裂と膨隆を認める．

(5) セメント質骨形成線維腫

・線維組織の増生と骨あるいはセメント質と類似した石灰化の増殖を認める歯原性腫瘍である.

・骨形成線維腫の１つと考えられ，歯の植立領域のものについて，セメント質骨形成線維腫として歯原性腫瘍に加えられた.

画像所見

・**すりガラス状**の不透過像を呈する病変で，境界明瞭であり，辺縁に透過帯を有することが多い．骨膨隆をきたす. よくでる

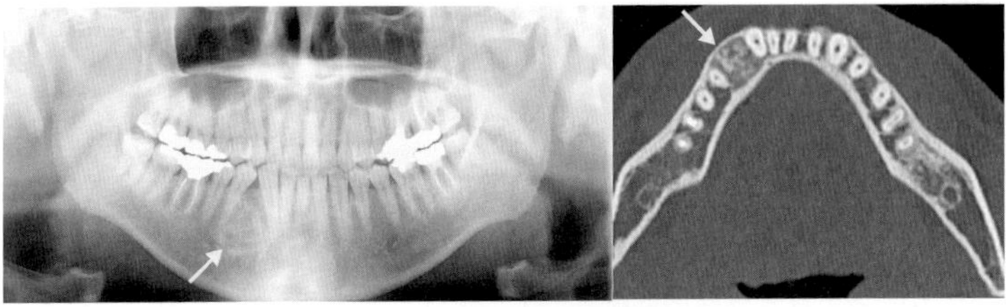

セメント質骨形成線維腫

4 3| 歯根間に不均一なセメント質－骨濃度の不透過性病変を認める.

(6) 線維性{骨}異形成症

・骨組織が線維性組織で置換され，その後，幼若骨が形成される線維骨性病変に分類される腫瘍類似疾患である.

・骨膨隆や左右非対称な顔貌をきたす.

・単骨性に生じるものの他に，多骨性線維性{骨}異形成症が知られている．また，McCune-Albright 症候群の存在が知られている. → Chapter 12「全身疾患の画像診断」(p.143) 参照 よくでる

画像所見

・セメント質骨形成線維腫と同様に**すりガラス状**の不透過像を呈する病変で，本疾患は境界不明瞭である.

・透過像の中に斑紋状や綿花状の不透過像の混在，均一なすりガラス状不透過像など多彩な像を呈する.

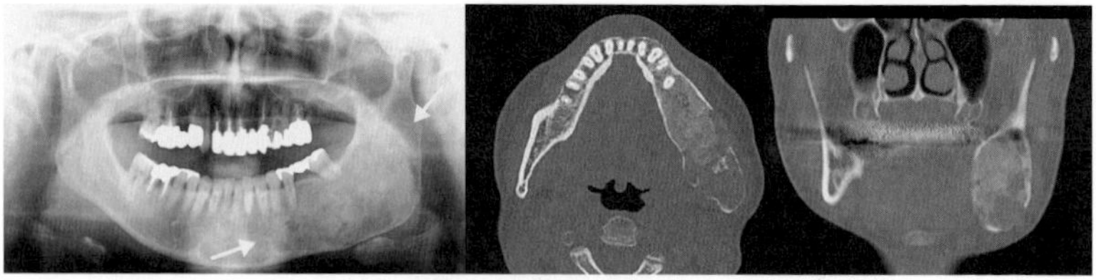

線維性{骨}異形成症

左下顎骨体～下顎枝にかけて境界不明瞭なすりガラス様の病変がみられ，骨膨隆を認める．CT でもやや不均一なすりガラス様の病変を認め，病変部の骨は大きく膨隆している．

CHECK!　McCune-Albright 症候群

10 歳以下の女児に多い，多骨性線維性{骨}異形成症，皮膚の色素斑（カフェオレ斑），思春期早発症を三主徴とする症候群である．

(7) セメント質骨性異形成症

・根尖部の骨組織が線維組織や異形成な骨組織に置換される線維骨性病変である．

・下顎前歯や下顎臼歯に生じることが多く，単発性，多数の歯根尖に出現する多発性，上下顎両側に出現する開花性に分類される．

画像所見

・病期により，**初期は透過像，中期は透過像と不透過像の混在，後期は不透過像**となる．よくでる

・透過像の場合，根尖性歯周炎のようにみえるが，歯根膜腔との連続性はない．

・境界は明瞭だが，辺縁は不整であり，辺縁に一層の薄い透過帯を有することが多い．

・不透過像の場合，セメント質骨形成線維腫やセメント芽細胞腫との鑑別を要する．

⇒セメント質骨形成線維腫との鑑別点は，本症は根尖に位置すること，セメント芽細胞腫との鑑別点は，本症では歯根と連続しないことである．

・透過像・不透過像いずれの場合も多発性にみられた場合は本症を疑うこととなる．

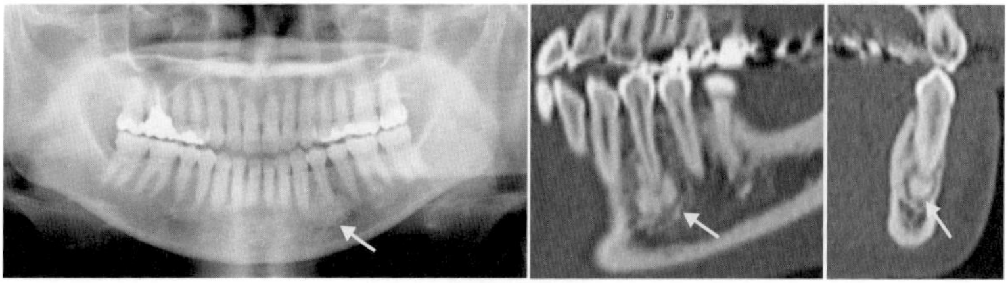

セメント質骨性異形成症

⌈4 根尖に類円形の周囲に一層の透過帯を有する不透過像を認める．歯根との連続性はない．

(8) 骨腫

・反応性の骨過形成であり，真の腫瘍であるか不明である．

・顎骨中心性と周辺性に分けられ，ほとんどが周辺性骨腫である．

・骨膨隆をきたし，主訴となることが多い．

・Gardner 症候群→ Chapter 12「全身疾患の画像診断」（p.142）参照

・外骨症と内骨症がそれぞれ周辺性骨腫，中心性骨腫との鑑別疾患としてあげられる．

画像診断

・皮質骨の増殖による外向性の均一な骨濃度の腫瘤状を呈する．正常の骨梁を呈する骨腫瘤もある．

(9) 外骨症

・周辺性骨腫との区別は困難であり，画像所見も同様である．

・下顎隆起や口蓋隆起が本症に含まれる．

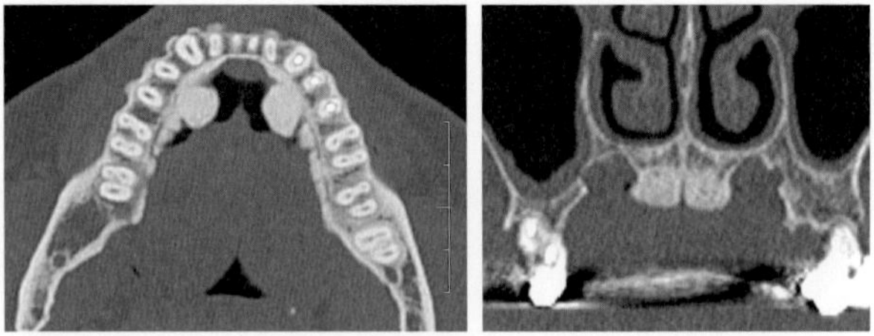

外骨症
下顎骨舌側に球状の骨隆起である下顎隆起を認める（左）．口蓋正中に骨隆起である口蓋隆起を認める（右）．

（10）内骨症

・海綿骨の過形成であり，中心性骨腫との区別は困難である．

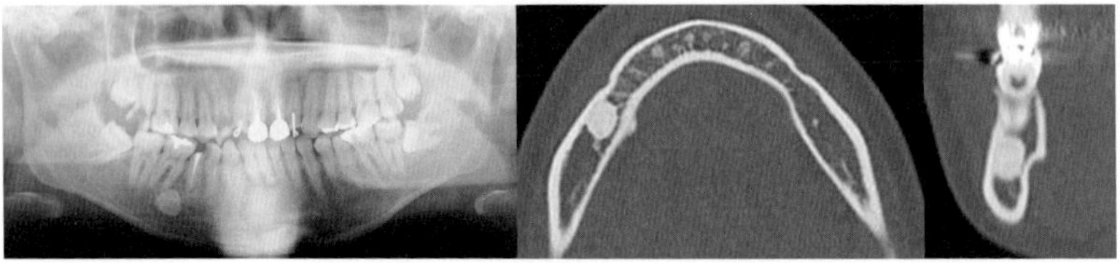

内骨症
6|根尖に近接して境界明瞭，類円形の均一な不透過像がみられる．周囲皮質骨や骨梁と連続しており，内骨症を考える．

（11）その他

・その他の顎骨に生じる疾患に以下のものがあげられる．

大理石骨病→ Chapter 12「全身疾患の画像診断」（p.142）参照

脂肪腫→ Chapter 11「頭頸部軟組織の画像診断」（p.124）参照

血管腫→ Chapter 11「頭頸部軟組織の画像診断」（p.125）参照

骨軟骨腫→本章 II「顎関節の画像診断」（p.110）参照

D 顎骨の悪性腫瘍

顎骨中心性に生じる悪性腫瘍として以下のものがあげられるが，いずれもきわめてまれである．

① 歯原性悪性腫瘍

② 骨肉腫

③ 多発性骨髄腫

④ 転移性癌

詳細はChapter 11「頭頸部軟組織の画像診断」内の「Ⅲ　口腔・頭頸部の悪性腫瘍の画像診断」(p.126) にまとめて記載した.

E 顎骨の外傷

骨折の画像診断では，骨折線の部位と，骨片の偏位を確認する.

1) 下顎骨骨折

・外力の加わった部位に生じる直達骨折とともに，離れた部位の介達骨折として顎関節，特に関節突起骨折の頻度が高い.

画像診断

・関節突起骨折では，骨片が外側翼突筋に牽引されて，内側前下方へ転位し，顎関節から脱臼することが多い.

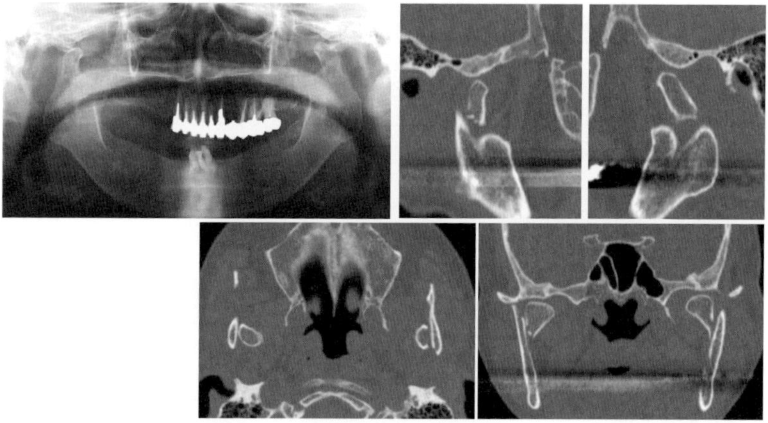

下顎骨関節突起骨折

両側関節突起骨折を認め，下顎頭骨片は内側下方に脱臼転位している.

2）上顎骨骨折

・頬骨弓と上顎骨頬骨突起部（上顎洞前壁～後壁部），前頭上顎縫合部（眼窩外側～下壁部）の三点で骨折し陥凹する複合骨折である頬骨上顎骨複合骨折（いわゆる三脚骨折）の頻度が高い．

・顔面前方から顔面中央への強い衝撃では，眼窩下壁が上顎洞へ骨折偏位する眼窩吹き抜け骨折を生じやすい．

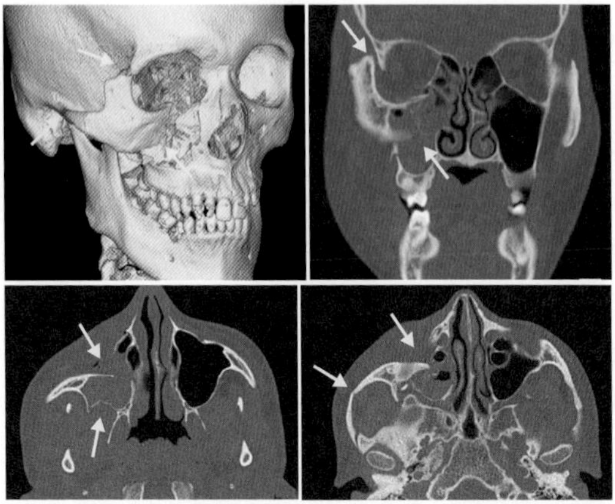

頬骨上顎骨複合骨折
頬骨弓，上顎骨頬骨突起(眼窩下壁～上顎洞壁)，眼窩外側壁に骨折を認め，骨片は上顎洞内に陥入するように偏位している．

F 先天異常および顎変形症

1）口唇口蓋裂

・先天的に口唇や歯槽骨の側切歯部に裂があり，約半数は口蓋裂が合併している．

2）顎変形症

・上顎や下顎の大きさや位置が著しく不調和な状態であり，下顎前突，上顎前突，上下顎前突，側方偏位，開咬などがある．

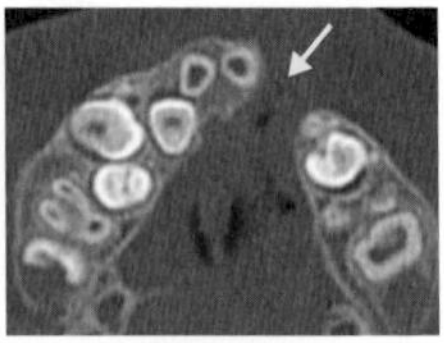

顎口蓋裂
|2 3 部に顎裂を認める．

・頭部エックス線規格写真での分析（セファログラム分析）やCTでの精査が行われる.

Ⅱ. 顎関節の画像診断

A 顎関節の画像検査

・単純エックス線検査では，主に下顎窩に対する下顎頭の位置，骨の形態などを観察できる.

・CTでは，骨の形態や3次元的位置などを詳細に観察できる.

・MRIでは，顎関節部の軟組織を診査でき，関節円板の位置異常（転位），骨の形態，骨髄信号が把握できる．しかし，円板の穿孔や関節腔狭窄の診断は十分ではない（MRIの空間分解能の限界）. よくでる

・顎関節造影撮影は，顎関節腔に穿刺を行い，上関節腔または下関節腔の一方を造影する単一造影と両方を造影する二重造影がある.

・二重造影では，造影剤注入後に造影剤を吸引除去し，次に空気を注入することにより，関節円板の輪郭を描出する．MRIと同様，関節円板の位置や形態の他，MRIでは描出できない**円板の穿孔**や関節腔の狭窄を描出できる.

B 顎関節の疾患

1）外傷

(1) 骨折

→本章Ⅰ「顎骨の画像診断」(p.92) 参照

(2) 顎関節脱臼

・関節突起が下顎窩から逸脱した状態で，ほとんどが前方脱臼である.

2）炎症

（1）感染性顎関節炎

・中耳炎や耳下腺炎，下顎骨骨髄炎からの炎症波及によって起こる非特異的な細菌性の顎関節炎である．

（2）非感染性顎関節炎

①外傷性顎関節炎

・直達的および介達的な衝撃や咬合異常，ブラキシズムによる外傷によって引き起こされる一過性の顎関節部の炎症性変化である．

画像所見

・MRI の T2 強調像で顎関節部軟組織の高信号を呈する．

・ときに関節腔に T2 強調像の著明な高信号域として液貯留（滑液の貯留）がみられる．

②顎関節リウマチ＜リウマチ性顎関節炎＞

・自己免疫疾患の関節リウマチによる顎関節症状である．

・進行すると**著明な下顎頭の吸収・破壊**を生じる． ➡開咬を生じる

③痛風性顎関節炎

・代謝異常である痛風による顎関節疾患である．

・高尿酸血症により関節に尿酸塩が沈着して激しい疼痛を生じる．

3）腫瘍および腫瘍類似疾患

（1）骨軟骨腫

・正常骨の皮質骨と連続して骨外に膨隆する．

・下顎頭肥大・過形成や骨腫との鑑別がはっきりしない．

画像所見

・既存の皮質骨と連続する骨の隆起性病変である．

（2）滑膜性骨軟骨腫

・軟骨粒が関節腔に貯留する腫瘍類似疾患である．

画像所見

・**顆粒状の不透過像が下顎頭周囲に散見**される．

・MRI の T2 強調像で高信号を呈する顎関節腔の著明な拡張を認める．石灰化は T1・T2 強調像ともに低信号で認められる．

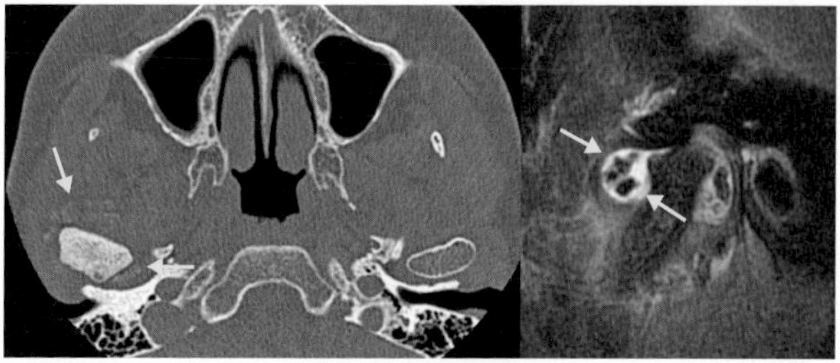

滑膜性骨軟骨腫症

CT で右下顎頭の骨硬化と周囲に淡い顆粒状の多数石灰化が疑われる．MRI 脂肪抑制 T2 強調像で著明高信号の拡張した関節包の中に多数の顆粒状低信号を認める．

4）先天異常，発育異常

（1）下顎頭欠損，関節突起発育不全

（2）下顎頭肥大・過形成（骨軟骨腫）

・下顎頭は有意に大きいが，皮質や海綿骨の骨梁は明瞭であり，病的な骨増生は認められない．

・片側性で顔面の左右非対称を呈する．

・骨軟骨腫は軟骨形成を伴う外骨症であり，長管骨の骨端部に好発する．

・下顎頭過形成や骨腫，骨軟骨腫との鑑別ははっきりしない．

5）顎関節強直症

・強度の開口障害をきたす疾患で，下顎窩と下顎頭は高度な骨変形により線維性または骨性に癒着する（骨性に連続する）．

・過去の外傷や感染歴が誘因となることがある．

画像所見

・変形性顎関節症でみられる下顎頭と下顎窩の骨変形よりも**著明に不整な形態**を示す．

・骨性強直では下顎頭～下顎窩が連続した所見を呈する．

6）顎関節症

・顎関節や咀嚼筋の疼痛，関節雑音，開口障害，顎運動障害を主要な症状とする包括的な診断名である．

コラム：顎関節症の病態分類をマスターしよう

・咀嚼筋痛障害（Ⅰ型）
・顎関節痛障害（Ⅱ型）
・顎関節円板障害（Ⅲ型）
　a. 復位性
　b. 非復位性
・変形性顎関節症（Ⅳ型）

画像所見

・画像検査で所見を検出できるのは，病態分類Ⅲ型の顎関節円板障害とⅣ型の変形性顎関節症である．

・造影検査では，関節円板自体は透過像で，関節円板辺縁が造影剤で縁どられる．

・MRIでは，関節円板はT1強調像，T2強調像，プロトン密度強調像いずれでも低信号を呈する．よくでる

・関節円板転位は，ほとんどの場合，閉口位（咬合時）に前方転位している．

・開口により，関節円板が正常位に戻るものを“復位性”関節円板前方転位，前方転位したままのものを“非復位性”関節円板前方転位とよぶ．

・骨変形の診断はCTが優れる．

・下顎頭関節面の粗造化や吸収，骨棘，骨硬化などのさまざまな骨の変形を示す．

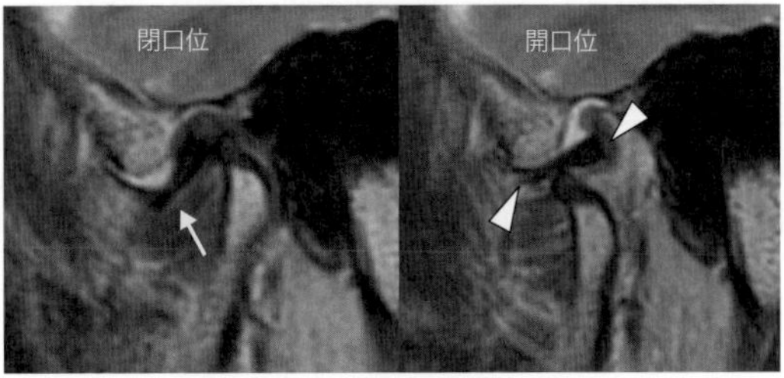

復位性関節円板前方転位（Ⅲa 型）
閉口時（左），関節円板は前方に偏位し（矢印），開口時（右）では関節円板は下顎頭に対し正常位にみられる（矢頭）．

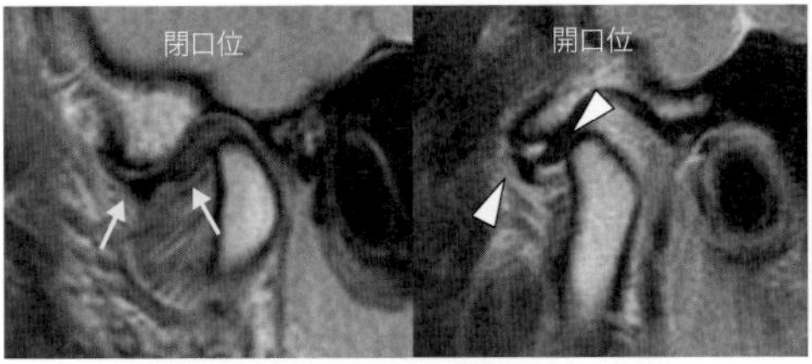

非復位性関節円板前方転位（Ⅲb 型）
閉口時（左），関節円板は前方に偏位し（矢印），開口時（右）でも関節円板は下顎頭より前方位（矢頭）にみられる．

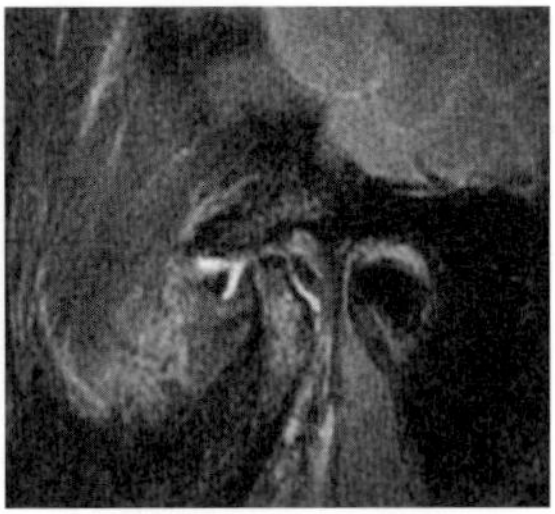

関節円板穿孔の疑い

CHECK! 顎関節症の MRI 所見 よくでる

- **関節円板**は**皮質骨**と同じでプロトン自体の数が少なく，どの撮像方法（T1 強調像，T2 強調像，プロトン密度強調像）でも**低信号**となる．
- 下顎頭や下顎窩の皮質骨下の**骨髄**は脂肪髄であり，プロトン自体の数が多い脂肪であるため，T1 強調像や T2 強調像，プロトン密度強調像いずれにおいても**高信号**となる（脂肪抑制を併用した画像では抑制されて低信号となる）．

 ＊プロトン：水と脂肪に含まれる ^{1}H 原子核

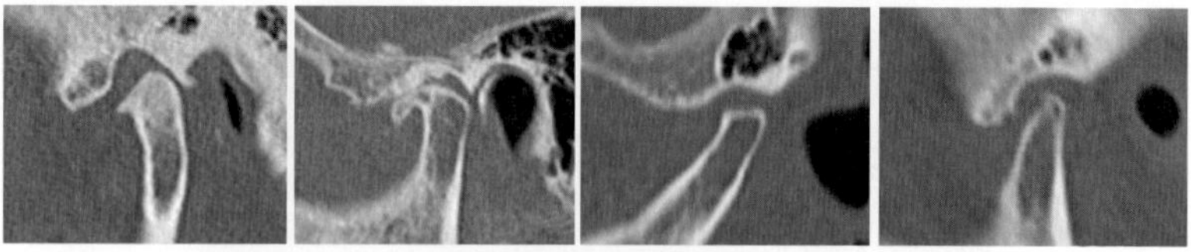

変形性顎関節症（Ⅳ型）
下顎頭にさまざまな骨変形をきたす．左から骨棘と骨硬化，骨棘および皮質下嚢胞と下顎窩の骨増生，扁平化，吸収/萎縮を認める．

7）咀嚼筋腱・腱膜過形成

・咬筋や側頭筋の腱膜過形成に起因する閉口筋の伸展障害と考えられている．

・下顎角が張り出したsquare mandible顔貌や咬筋肥大などの特徴的な顔貌・顎骨形態を示すことが多い．

画像所見

・MRIのT1強調像，T2強調像でともに咬筋前縁～辺縁部に腱膜過形成を疑う低信号域の増大と咬筋内への嵌入所見を呈する（木の根状所見）．

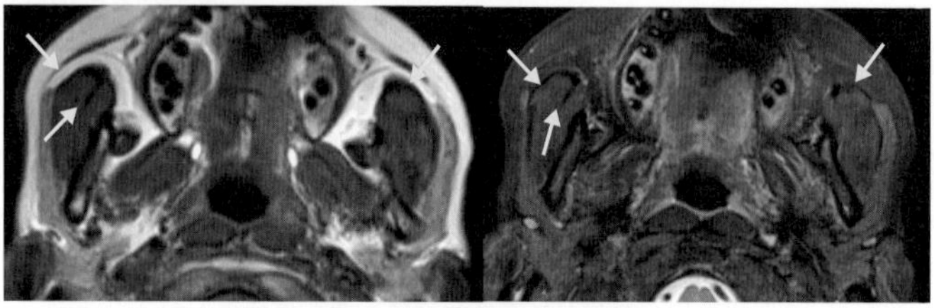

咀嚼筋腱・腱膜過形成症
両側咬筋は発達し，咬筋表面や咬筋内に陥入するように明瞭な木の根状のMRI T1・T2強調像の低信号域を認める（矢印）．

8）筋突起過長症

画像所見

・過剰に形成された長い筋突起を認め，開口時撮影CTにて筋突起と頬骨後方面が接触する．

Ⅲ．副鼻腔の画像診断

副鼻腔は，上顎洞，篩骨洞，前頭洞，蝶形骨洞の４つからなる．

A 副鼻腔の解剖・機能

・上顎洞，前篩骨洞，前頭洞は，中鼻道に開口し，蝶形骨洞，後篩骨洞は，上鼻道に開口する．よくでる

・上顎洞の分泌物は，内側壁上方に位置する上顎洞自然孔→篩骨漏斗→半月裂孔→中鼻道へと排泄される．

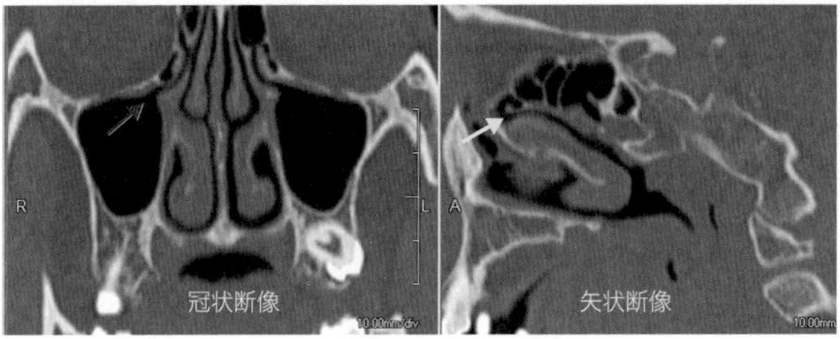

洞口鼻道系（正常解剖）
上顎洞の排泄経路は上顎洞自然孔（赤矢印）→篩骨漏斗→半月裂孔（黄矢印）→中鼻道である．

コラム：洞口鼻道系（osteomeatal unit：OMU）とは？

前頭洞，前篩骨洞，上顎洞から中鼻道への粘液線毛排泄路をさす．

B 上顎洞の疾患

1）炎症性疾患

（1）上顎洞炎（鼻副鼻腔炎）

・自然孔の閉塞により，中鼻道や前篩骨洞，前頭洞への炎症波及が多い．進展が広範囲に及ぶと眼窩や頭蓋内への波及もある．

(2) 真菌性副鼻腔炎

・真菌が原因（アスペルギルスが多い）の副鼻腔炎で，片側上顎洞に生じることが多い.

画像所見

・菌球形成による石灰化が特徴的である.

(3) 歯性上顎洞炎

・歯性感染が原因で生じた上顎洞炎を歯性上顎洞炎という．上顎臼歯の根尖病巣や抜歯時の上顎洞穿孔，異物迷入などがある.

画像所見

・根尖性歯周炎や重度の歯周炎による骨吸収により，**上顎洞底の断裂**，洞底粘膜の肥厚などの所見を認める.

2) 嚢胞

(1) 術後性上顎嚢胞

・慢性上顎洞炎の根治手術（Caldwell-Luc 手術）後，数年から20数年を経て発症する残留洞粘膜に由来する嚢胞.

画像所見

・変形（上顎洞の狭小・化骨化および鼻腔の拡張）した上顎洞と類円形の軟組織濃度の腫瘤影を認める.

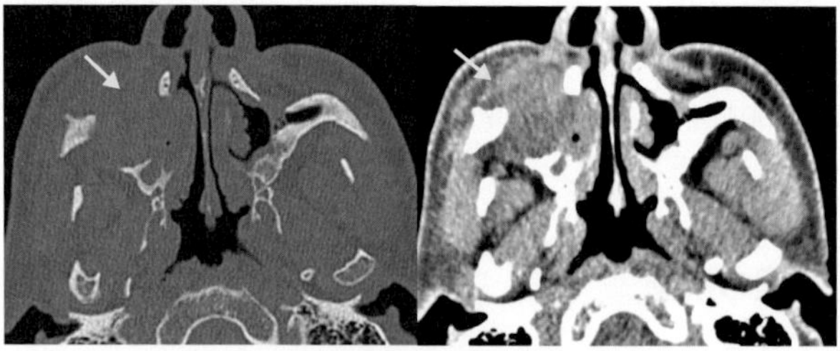

右術後性上顎嚢胞
両側の上顎洞根治手術後であり，両側上顎洞は狭小化している.
右側には類円形の軟組織濃度を呈する嚢胞性病変を認める.

CHECK!　上顎洞根治手術　よくでる

以前，慢性副鼻腔炎は上顎洞根治手術（Caldwell-Luc 手術）が主流であったが，術後性上顎嚢胞を高率に引き起こすことから，治療法が変化した．従来の洞粘膜除去から，内視鏡による洞粘膜温存と排泄経路の開大に重点がおかれた．この手術を機能的鼻内内視鏡手術（FESS：functional endoscopic sinus surgery）または内視鏡的副鼻腔手術（ESS：endoscopic sinus surgery）という．

(2) 粘液貯留嚢胞

・炎症などにより粘液腺が閉塞した結果，粘液が貯留したもので，上顎洞粘膜に多く生じる．

画像所見

・パノラマエックス線写真で，上顎洞底部のドーム状陰影として明瞭に認められることが多い．

・歯根嚢胞など顎骨の嚢胞性疾患が上顎洞に進展した病変や歯性上顎洞炎との鑑別が必要となる．

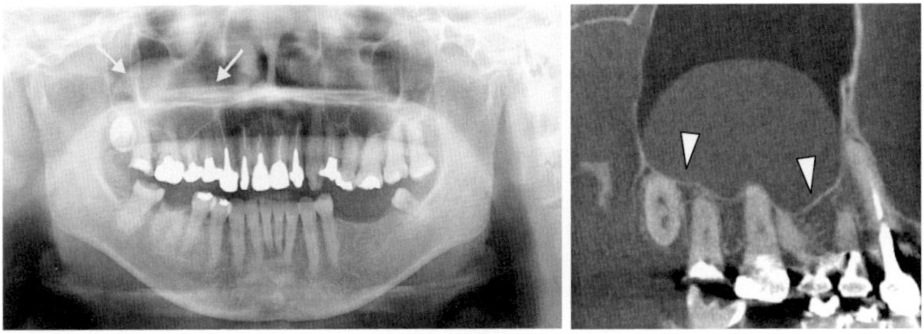

粘液貯留嚢胞

右上顎洞底のドーム状陰影は粘液貯留嚢胞を疑う（矢印）．CT で上顎洞底の骨が保たれている（矢頭）．

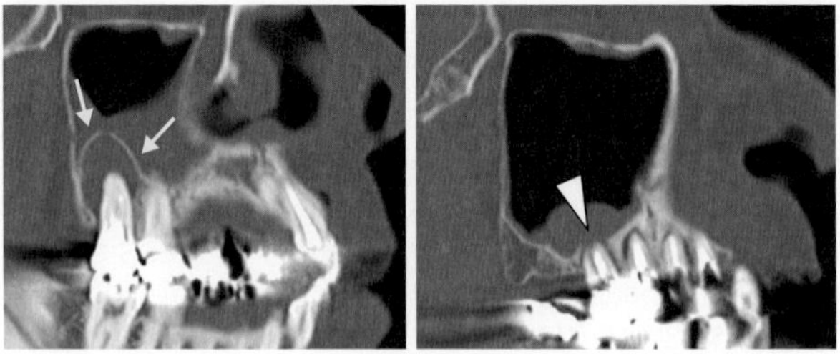

歯根囊胞(左)と根尖性歯周炎による歯性上顎洞炎(右)
左図では上顎洞底の骨が挙上され(矢印)，歯槽骨から上顎洞へ膨隆した病変である．右図では上顎洞底の骨が消失し(矢頭)，根尖病巣の炎症が上顎洞へ進展した軟部影である．それぞれ，粘液貯留囊胞との違いに注意．

3) 良性腫瘍

・上顎歯槽部の病変は容易に上顎洞へ進展する．上顎洞底線の挙上が観察された場合には歯槽部の病変である可能性が高い． よくでる

・骨腫や線維性異形成症などの副鼻腔壁の良性腫瘍がみられる．

4) 悪性腫瘍

→ Chapter 11-Ⅲ「口腔・頭頸部の悪性腫瘍の画像診断」(p.126) 参照

Chapter 11

頭頸部軟組織の画像診断

Check Point

- 囊胞と腫瘍の基本的な画像所見と局在による好発病変を覚える.
- 悪性腫瘍の基本的事項と画像所見の役割を覚える.
- 唾液腺疾患の基本的事項と特徴を覚える.

Ⅰ. 口腔・頭頸部軟組織の炎症性疾患の画像診断

口腔を含む頭頸部は筋膜により区分された(間)隙ごとに炎症などの病変の進展などを考えることが有用である. → Chapter 8「頭頸部の画像解剖」(p.78) 参照

A 蜂窩織炎〈蜂巣炎〉と膿瘍

- 蜂窩織炎〈蜂巣炎〉は, 軟組織にびまん性の炎症が波及している状態であり, ほとんどが歯性感染由来である.
- 膿瘍とは, 限局性に膿が貯留している状態で, 蜂窩織炎〈蜂巣炎〉に合併して生じることがある.

画像所見

- CT では脂肪組織のびまん性濃度上昇, MRI では T2 強調像で高信号を呈する軟組織腫脹を認め, 造影剤増強効果を伴う.
- 膿瘍は, CT では周囲よりも CT 値の低い濃度, MRI では T2 強調像で著明高信号を呈する. 造影検査が有用であり, 膿瘍は辺縁に薄い増強効果を有する非造影領域として描出される. よくでる

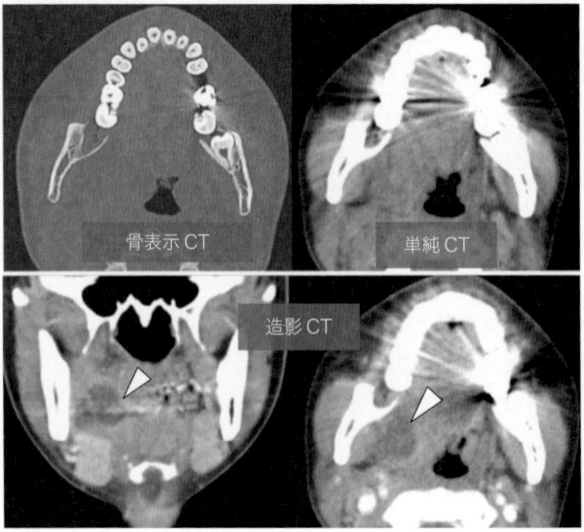

下顎右側智歯抜歯後の傍咽頭隙膿瘍
単純 CT で不明瞭な膿瘍が造影 CT で明瞭な非造影領域として認める(矢頭).

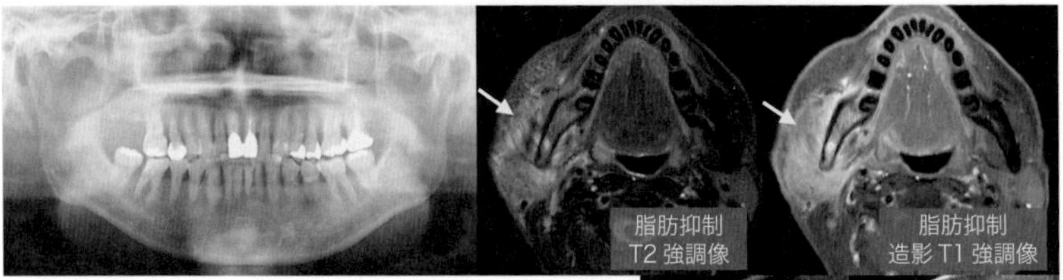

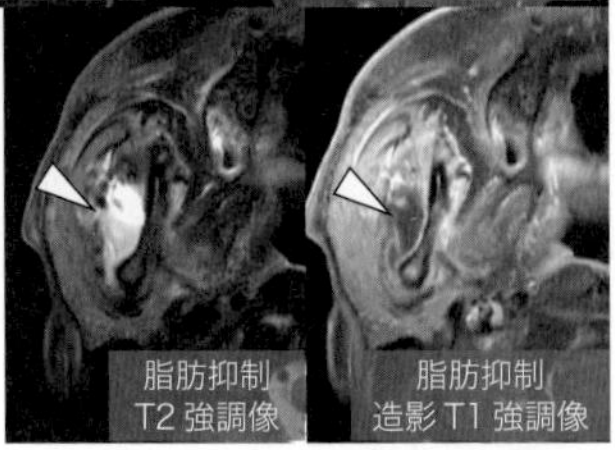

骨髄炎由来の右頬部蜂窩織炎〈蜂巣炎〉
右下顎周囲に脂肪抑制 T2 強調像で高信号，脂肪抑制造影 T1 強調像で増強効果を認め(矢印)，咬筋や軟組織腫脹を認める.
右下顎枝外側には，脂肪抑制 T2 強調像で著明高信号かつ非造影領域(矢頭)を認め，膿瘍と一致する.

B リンパ節炎

・細菌，ウイルスなどによる感染や原因不明を含むなんらかの反応性によるリンパ節腫脹を示す．
・悪性腫瘍などによってもリンパ節は腫脹する（p.131 参照）．
・画像所見は，原因疾患によって片側性/両側性，単発性/多発性などさまざまなリンパ節腫脹をきたす．

Ⅱ．口腔・頭頸部軟組織の嚢胞・良性腫瘍の画像診断

軟組織に生じる嚢胞と良性腫瘍は造影検査（経静脈性投与である造影CT，造影MRI）を行うことで，内容物がまったく増強されない（増強効果のない）嚢胞と血流があり充実成分が増強される（増強効果のある）腫瘍とで鑑別が容易となる．よくでる

嚢胞の画像所見はいずれも類似しており，局在や形状などが診断の大きな決め手になる．

A 嚢胞

1）鼻歯槽嚢胞

・鼻前庭部の骨外の軟組織に生じる嚢胞である．

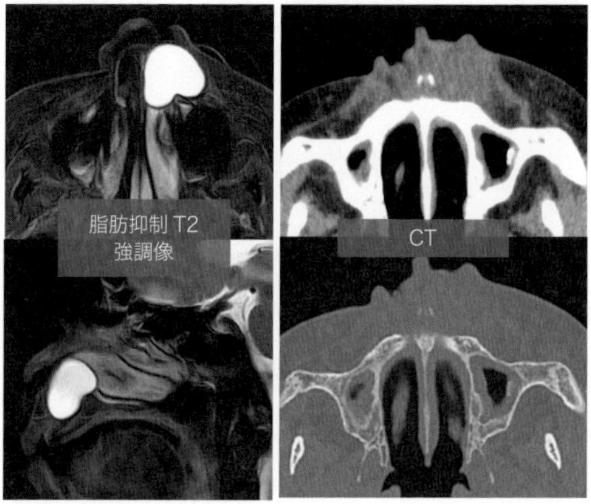

鼻歯槽嚢胞
上顎骨に接してはいるものの，骨外に存在する．

2）粘液貯留嚢胞

・粘液が貯留したもので，上顎洞粘膜に多く生じる．

・上顎洞の他，口唇や舌，咽頭，消化管などにも生じる．

→ Chapter 10-Ⅲ「副鼻腔の画像診断」（p.115）参照

3）ラヌーラ（ガマ腫） よくでる

・舌下隙に生じる唾液の貯留による粘液貯留嚢胞である．

・舌下隙に限局しているものを単純型（舌下型），舌下隙から顎下隙へ進展したものを膨出型（顎下型）とよぶ．

画像所見

・CT では均一な水濃度（筋肉よりもやや低い濃度），MRI では T2 強調像で均一な著明高信号，T1 強調像で低信号を呈する．

・造影 CT，造影 MRI で嚢胞の典型的所見である非造影所見を示す．

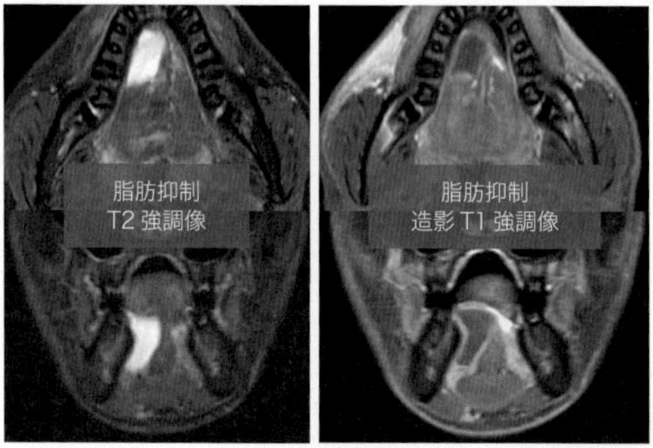

ラヌーラ（ガマ腫）舌下型
右側舌下隙に嚢胞性病変を認め，ラヌーラを疑う．

4）類皮嚢胞，類表皮嚢胞

・嚢胞壁に皮膚器官を有するものを類皮嚢胞，有さないものを類表皮嚢胞とよぶ．

画像所見

・**皮下組織**や**口底部**に好発する．口底部のものは左右のオトガイ舌筋間の正中にみられることが，ラヌーラ（ガマ腫）との鑑別になる．

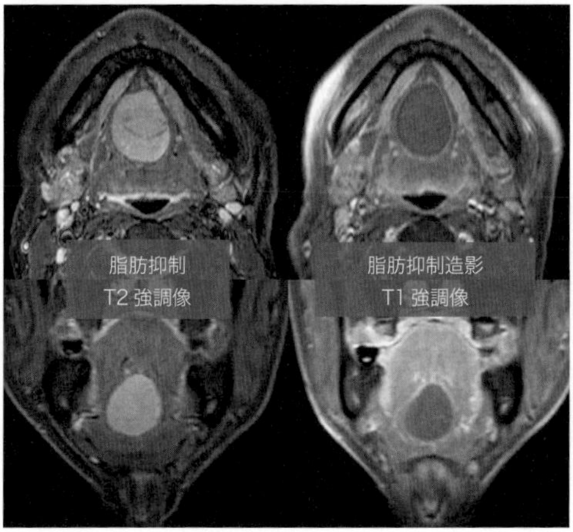

類皮嚢胞
オトガイ舌筋間に嚢胞を認める.

5）鰓嚢胞（側頸嚢胞）

・第二鰓嚢胞ともよばれ，鰓弓に由来する嚢胞である.

画像所見

・顎下腺と胸鎖乳突筋，内頸動静脈の間に位置する嚢胞である.

・画像所見は嚢胞性リンパ管腫，癌のリンパ節転移と類似する.

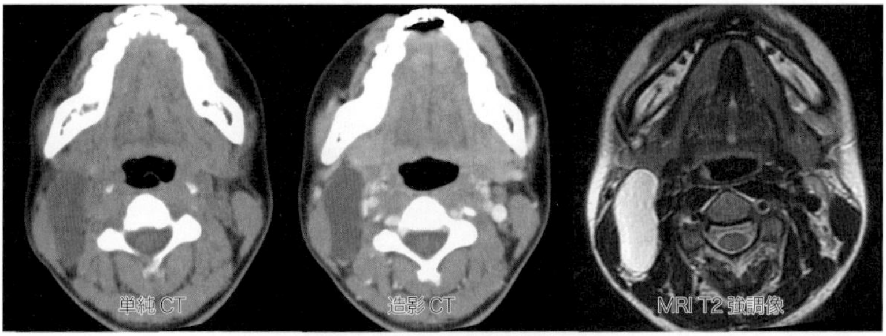

鰓嚢胞（側頸嚢胞）
顎下腺と胸鎖乳突筋，内頸動静脈の間に挟まれるような嚢胞を認める.

6）甲状舌管嚢胞

・甲状舌管の遺残上皮に由来する嚢胞である．

・舌骨近傍のレベルの正中に生じることが多い．

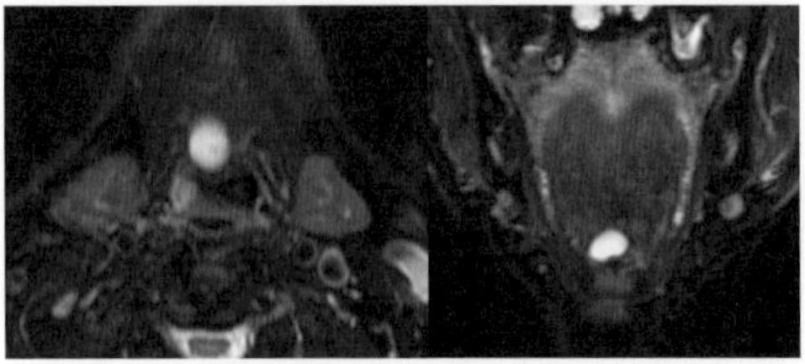

甲状舌管嚢胞
舌根部正中に脂肪抑制 T2 強調像で著明高信号を呈する嚢胞性病変を認める．

B 良性腫瘍

1）脂肪腫

・成熟脂肪細胞の増殖からなる．

画像所見

・CT と MRI では脂肪と同じ濃度・信号の腫瘤として描出される．特に MRI の脂肪抑制画像で信号が抑制される（低信号化する）ことが特徴的である．

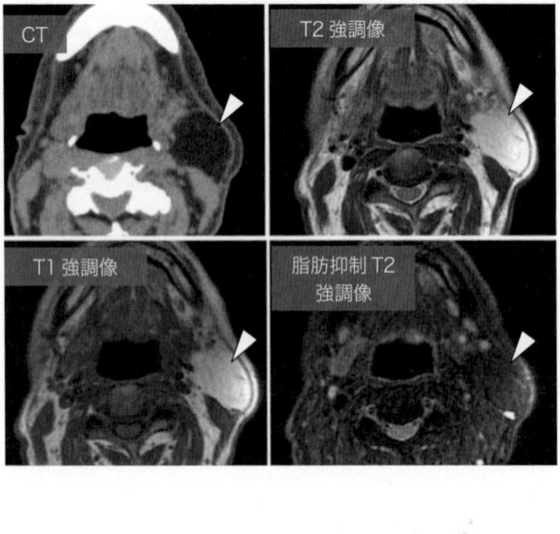

脂肪腫
CT で脂肪組織と同じ低濃度，MRI T1・T2 強調像でともに著明高信号を呈し，脂肪抑制画像で信号が抑制(低信号化)することから脂肪(腫)であることがわかる．

2）血管腫

・血管組織の増殖からなる腫瘍ないしは血管奇形である.

・Sturge-Weber 症候群では三叉神経領域に血管腫が多発する.

・多胞性，不定形などさまざまな形態，大きさの腫瘤を呈する．ときに多間隙に進展，多発性にみられることがある.

・顎骨中心性血管腫では血管造影検査を行い，顎骨内腫瘤の増強効果を確認し（血管腫では強く増強される），診断する．生検が困難なため，画像診断は特に重要である.

画像所見

・**静脈奇形**である海綿状血管腫は静脈血を含む．**静脈石**を有することがある．よくでる

・MRI では T2 強調像で著明な高信号を示し，造影 CT および造影 MRI では血液滞留による著明な増強効果を有する.

・顎骨中心性の血管腫では，顎骨の境界明瞭な多胞性・石鹸泡状の透過像として認められる.

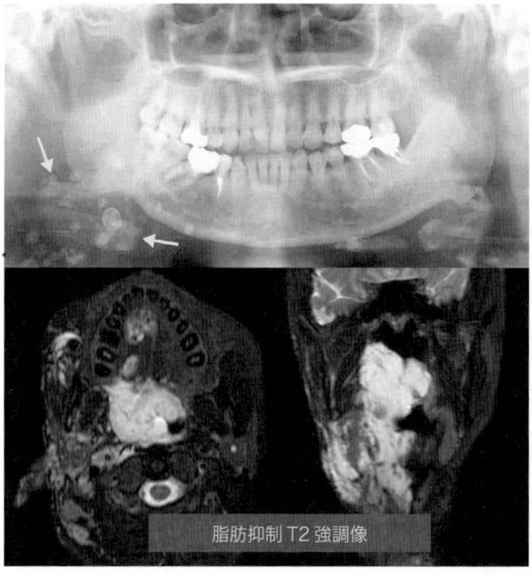

海綿状血管腫（多間隙進展例）
パノラマエックス線写真で右頸部に多数の円形石灰化（静脈石）を認める．MRI T2 強調像では咽頭粘膜～傍咽頭隙，頸動脈間隙や舌，頬部軟組織に広がる不整形の高信号病変を認め，血管腫を疑う.

3）リンパ管腫

・幼少期，舌背部に好発する多胞状嚢胞性腫瘤として認められる．

・複数の間隙に連続するように進展することがある．

画像所見

・MRI では T2 強調像で著明な高信号を示し，造影 CT および造影 MRI では嚢胞状を呈することが多い．

4）神経鞘腫

・Schwann 細胞の増殖による境界明瞭な類円形，楕円形の腫瘍であり，まれであるが，舌や口底部などにもみられる．

画像所見

・MRI が有用であり，不均一な T2 強調像の高信号，造影 T1 強調像で増強効果を有する充実性腫瘤としてみられる．

Ⅲ．口腔・頭頸部の悪性腫瘍の画像診断

A 口腔の悪性腫瘍

口腔癌は 90％以上が病理組織学的には扁平上皮癌である．他に，小唾液腺由来の唾液腺悪性腫瘍，骨肉腫，悪性リンパ腫，悪性黒色腫，転移性癌などがある．

1）病期分類　よくでる

・TNM 分類に従って表現する．画像診断でも T（原発腫瘍），N（所属リンパ節），M（遠隔転移）について診断していく．

CHECK!　口腔癌の TNM 分類

T：原発腫瘍

最大径 / 深達度	2cm 未満	2cm 以上～4cm 未満	4cm 以上
5mm 未満	T1	T2	T3
5mm 以上～10mm 未満	T2	T2	T3
10mm 以上	T2	T3	T4

T 因子の考え方

①まず，原発腫瘍の最大径で T1，T2，T3 に分類する（表）.
②次に，深達度がそれぞれ 5 mm，10 mm，10 mm を超える場合，グレードが 1 つ上がる.
③原発腫瘍の進展範囲が以下に及ぶ場合は，サイズに関係なく T4 となる.
T4a：顎骨の骨皮質貫通，上顎洞，顔面皮膚
T4b：咀嚼筋隙，翼状突起，頭蓋底，内頸動脈全周

N：所属リンパ節

N0	N1	N2	N3
転移なし	患側に 1 個	・3cm 以上：N2a ・患側多発：N2b ・対側：N2c	・6cm 以上：N3a ・節外浸潤：N3b

M：遠隔転移

M0	M1
遠隔転移なし	遠隔転移あり

病期（ステージ）分類

	N0	N1	N2	N3	M1
T1	I 期	III 期	IVA 期	IVB 期	IVC 期
T2	II 期	III 期	IVA 期	IVB 期	IVC 期
T3	III 期	III 期	IVA 期	IVB 期	IVC 期
T4a	IVA 期	IVA 期	IVA 期	IVB 期	IVC 期
T4b	IVB 期	IVB 期	IVB 期	IVB 期	IVC 期

2）扁平上皮癌 よくでる

発生部位から，舌癌，歯肉癌，頬粘膜癌，口底癌，口蓋癌，口唇癌に大別され，この順に発生頻度が高い．

（1）原発腫瘍の画像診断

・**深達度や顎骨浸潤の有無，（間）隙などへの進展範囲**について，造影 CT や造影 MRI，超音波検査による画像診断が必須である．

画像所見

・造影 CT や造影 MRI にて，周囲よりも強い造影剤増強効果を呈し，境界不明瞭な腫瘤状領域として認められる．超音波像では血流豊富な低エコー域を呈する．

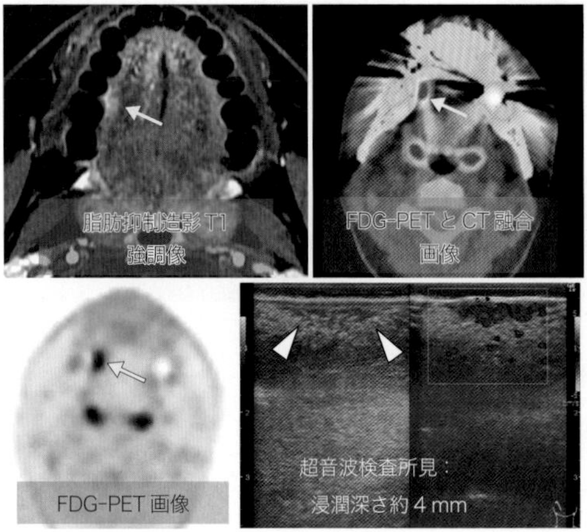

舌癌（T1）症例
舌右側縁部に表在性の増強効果と FDG-PET で集積亢進を認め（矢印），舌癌に一致する．超音波所見では浸潤深さは 4 mm であり（矢頭），T1 病変である．

（2）リンパ節の画像診断

・口腔扁平上皮癌はリンパ行性に転移を生じやすく，顎下リンパ節，上内深頸リンパ節への転移が多い． よくでる

① CT，MRI による悪性腫瘍の転移リンパ節の診断基準

・短径 10 mm 以上，中心壊死/局所欠損（リンパ節内に造影不良な領域を生じる），集簇（10 mm 前後のものが 3 個以上集簇），球形や不整形な形態（通常は楕円形），境界不明瞭（節外進展を疑う）

② FDG-PET 検査

・リンパ節への FDG の高集積は転移を疑う.

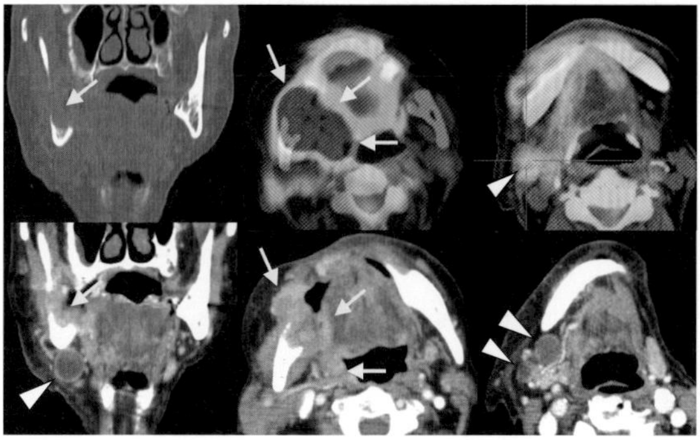

下顎歯肉癌
(T4bN2b)症例
右下顎骨主体に骨浸潤，咬筋と内側翼突筋浸潤，右中咽頭側壁へ進展する病変を認める(矢印).
右顎下部には転移を疑う中心壊死像やPET で高集積を示す複数のリンパ節を認める(矢頭).

(3) 遠隔転移

・口腔扁平上皮癌では肺への遠隔転移の頻度が最も多い.

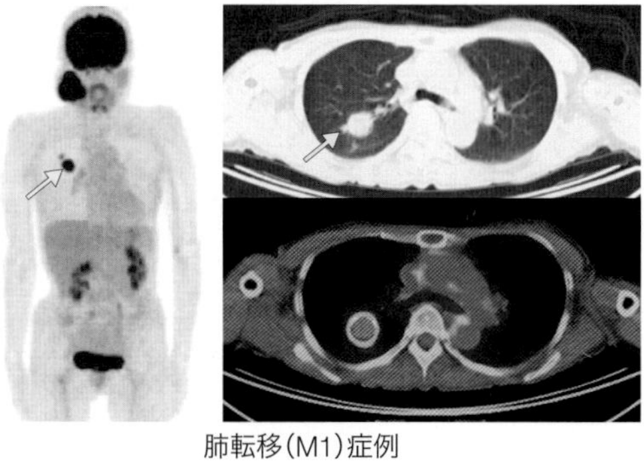

肺転移(M1)症例
右頬粘膜の原発腫瘍に FDG 高集積を認める．右肺に FDG 高集積を伴う結節影を認め(矢印)，肺転移を疑う.

3) 歯原性悪性腫瘍

・良性腫瘍や嚢胞から発生するものや，歯原性上皮遺残から生じる原発性骨内癌がある.

画像所見

・初期の画像所見は良性腫瘍や嚢胞と同様であるが，辺縁不整が一部に認められることがある．進行すると辺縁不整が著明になる．

B 上顎洞癌

・副鼻腔の悪性腫瘍の80％は上顎洞に生じ，そのうち80％は扁平上皮癌であり，他に悪性リンパ腫，唾液腺悪性腫瘍，骨肉腫，軟骨肉腫，横紋筋肉腫などが生じる．

・隣接する歯槽骨に進展することも多い．

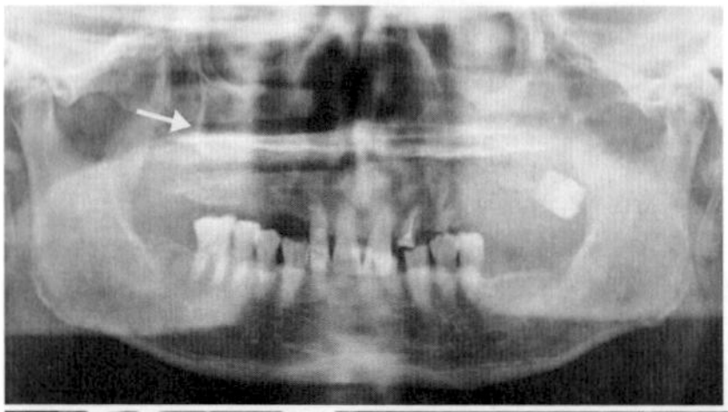

上顎洞癌の口腔進展症例
上顎左側臼歯部の腫脹を主訴に歯科を受診．パノラマエックス線写真でパノラマ無名線の消失を認める（対側を矢印で示す）．CTにて骨破壊を伴う腫瘤性病変（矢頭），FDG-PETにて高集積を示す病変を認め，扁平上皮癌であった．

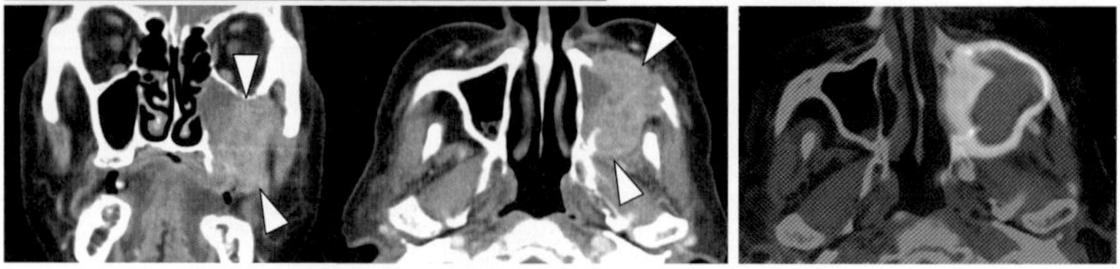

CHECK! 上顎洞癌

上顎洞癌は上顎洞から口腔へ進展し，疼痛や腫脹があっても口腔粘膜表面は正常のため視診でみつけにくいことがある．初期の画像所見として**パノラマ無名線の破壊**や**上顎洞底線，後壁線などの構造の破壊**を見落とさないようにする必要がある．
日頃から，歯だけでなく，上下顎骨全体を見渡すことが大事となる．

C 悪性リンパ腫

・Hodgkin リンパ腫と非 Hodgkin リンパ腫に大別される.
・頭頸部領域が好発部位であり，リンパ節に発生する節性リンパ腫とリンパ節外に生じる節外性リンパ腫がある.

画像所見

・節性悪性リンパ腫は，単発性，多発性のいずれのリンパ節腫大もある. 短径 2.5 cm 以上のリンパ節腫大は悪性リンパ腫の可能性を考慮する.
・節外性悪性リンパ腫は，Waldeyer（ワルダイエル）扁桃輪，口腔粘膜，顎骨などいずれの領域にも生じ，均一な造影剤増強効果を有する軟部腫瘤影として認められることが多い.

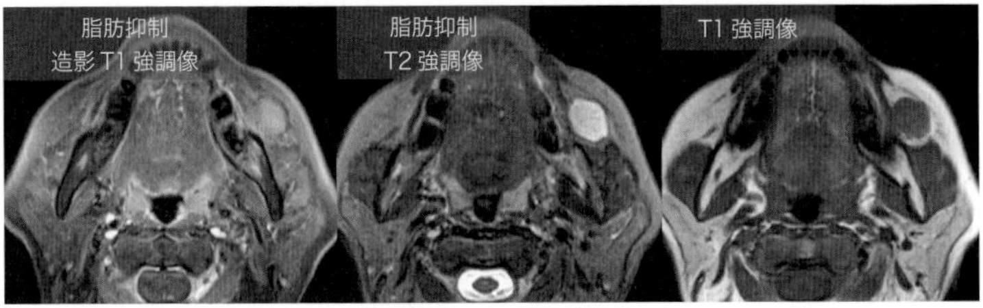

悪性リンパ腫(単発例)
左頬部の均一な造影剤増強効果を有する境界明瞭な腫瘤性病変.

D 骨肉腫

・顎骨に生じる肉腫としては最多である.
・長管骨の骨肉腫は若年者に多いが，顎骨に生じる骨肉腫は高齢者にも多い.

画像所見

・顎骨の骨破壊性または造骨性，および骨破壊性と造骨性の両方が混在した画像所見を呈するものがある.
・旭日像（sun ray appearance），スピクラ，Codman 三角などの骨膜反応を呈することがある. よくでる

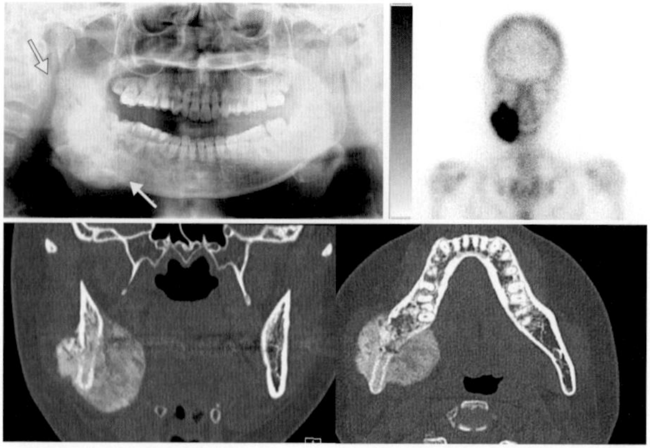

骨肉腫
パノラマエックス線写真で右下顎枝に境界不明瞭な不透過像を認め，CT は右下顎枝に浸潤して頬舌側に腫大する造骨性腫瘤を示す．骨シンチグラフィでは腫瘤に一致して集積亢進を認める．

E 悪性黒色腫

・メラニン色素細胞の腫瘍であり，皮膚や口腔粘膜に生じる黒褐色の病変である．

画像所見

・メラニン色素を多く含む場合に T1 強調像で高信号，T2 強調像で低信号を呈することが本疾患の特徴である．

F 多発性骨髄腫

・骨髄から生じる腫瘍性形質細胞が増殖した悪性腫瘍である．

画像所見

・骨を類円形に破壊する骨打ち抜き像（punched out lesion）が多発する（特に頭蓋骨に生じる）画像所見が特徴．

G 転移性癌

・悪性腫瘍の顎骨への転移として生じる．

・血行性に転移巣を形成し，下顎骨に多い．原発巣は肺や消化管，肝，腎などさまざまである．

・骨破壊像を呈し，周囲へ広がる軟部腫瘤影を認めることが多い．

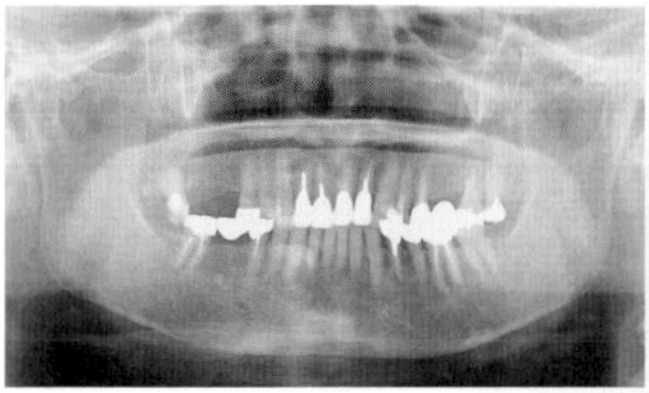

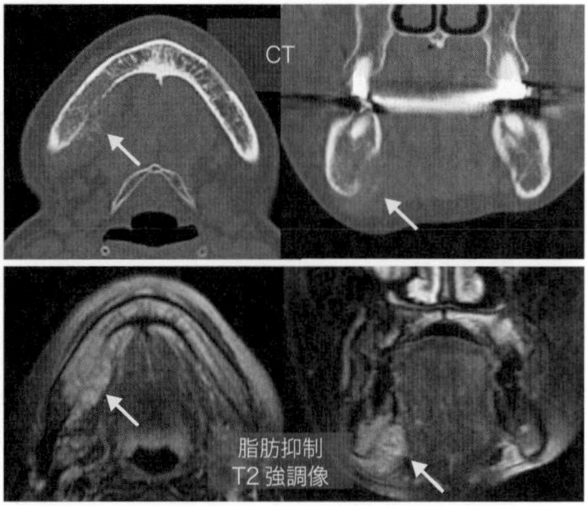

転移性癌
パノラマエックス線写真では不明瞭だが，CT で骨破壊を伴う骨膜反応，MRI T2 強調像で下顎骨から周囲へ膨隆する腫瘤性病変を認める．既往の肺癌からの転移性癌を疑う．

Ⅳ．唾液腺疾患の画像診断

耳下腺，顎下腺，舌下腺と小唾液腺（口蓋腺，頬腺，口唇腺，舌腺など）では，それぞれ好発病変や特徴などが異なる．基本的事項と特徴を覚えることが診断に重要である．

A 炎症性疾患

1）唾石症　よくでる

・80～90％が顎下腺に生じ，顎下腺体や顎下腺管（ワルトン管）に石灰化を認める．咬合法エックス線検査が有用．

画像所見

・炎症所見として腺体や周囲組織の腫脹や濃度/信号変化を認める．ときに，排出障害による唾液の貯留，腺管の拡張もみられる．

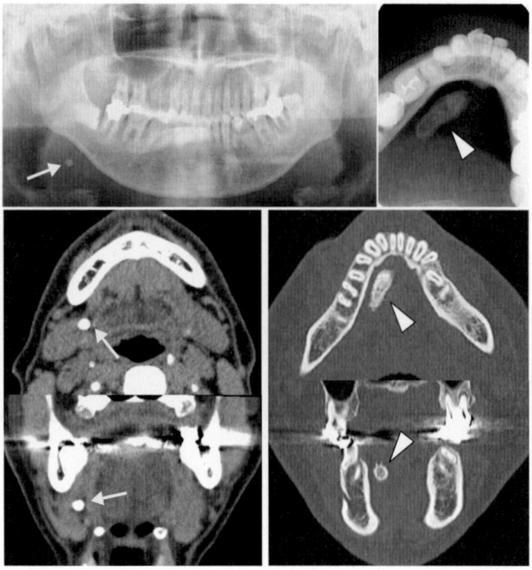

顎下腺体および顎下腺管唾石
パノラマエックス線写真，咬合法エックス線写真，CT で右口底部に長楕円形の顎下腺管唾石（矢頭）と小結節状の顎下腺体唾石（矢印）を認める．

B 腫瘍性疾患

・唾液腺腫瘍の 80％近くが耳下腺に発生し，次いで顎下腺，小唾液腺，舌下腺（1％以下）の頻度で生じる．よくでる

・耳下腺に生じる腫瘍のうち約 80％は良性腫瘍であるのに対し，顎下腺では約 40％，舌下腺では 70～90％が悪性腫瘍である．よくでる

・耳下腺の良性腫瘍では多形腺腫が多く，次いで Warthin（ワルチン）腫瘍が続く．全耳下腺腫瘍のうち，約 50％が多形腺腫で，約 20％が Warthin 腫瘍である．

・画像診断には造影 MRI での精査が有用である．

1）良性腫瘍

(1) 多形腺腫 よくでる

・耳下腺に生じる腫瘍のうち 80％を占め，小唾液腺では口蓋腺に好発する．

・多彩な病理組織所見を有する腫瘍である．

画像所見

・多彩な間質成分を反映した MRI T2 強調像の著明高信号や不均一な T2 信号強度を呈し，強い造影剤増強効果を有する境界明瞭な腫瘤性病変を示す．

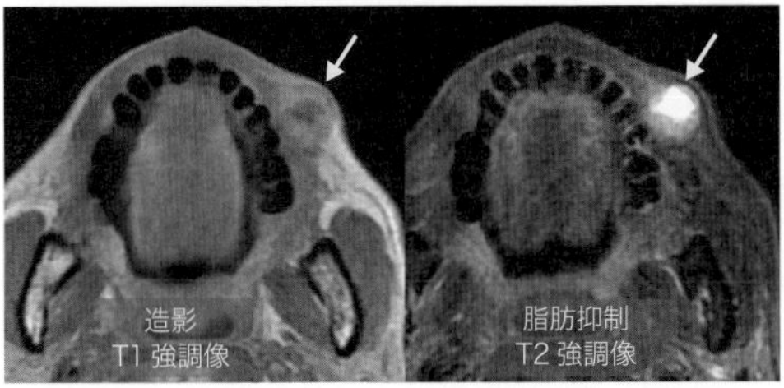

多形腺腫
左頬部に MRI T2 強調像で一部著明な高信号，不均一な造影剤増強効果を呈する境界明瞭な腫瘤性病変を認める．

(2) Warthin 腫瘍

・中年以降の男性，耳下腺下極に好発する．ときに両側性，多発性に生じる．➡本疾患に特徴的

画像所見

・唾液腺シンチグラフィで，$^{99m}TcO_4^-$を特異的に取り込む（腫瘍部分に集積亢進する）．よくでる

⇔他の唾液腺腫瘍は，$^{99m}TcO_4^-$を取り込まない（＝唾液腺シンチグラフィでは腫瘍部分が集積欠損像となる）．

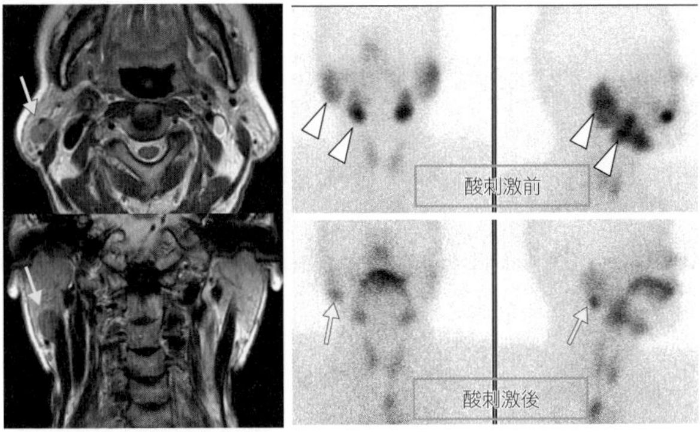

Warthin 腫瘍
右耳下腺下極に T2 強調像でやや低信号の腫瘤．
酸刺激前の唾液腺シンチグラフィにて唾液腺に $^{99m}TcO_4^-$ 集積を認める（矢頭：生理的集積）．
酸刺激後，唾液流出とともに集積低下するものの，右耳下腺下極の腫瘤に一致して集積残存を認め（矢印），$^{99m}TcO_4^-$ を特異的に取り込む Warthin 腫瘍と診断．

2）悪性腫瘍

(1) 粘表皮癌

・唾液腺悪性腫瘍では30%を占め，耳下腺や小唾液腺に好発する．

・小児や青年期でも発生する．

画像所見

・MRIでは，T1強調像で低信号，T2強調像で高信号である．

・高悪性の粘表皮癌では境界不明瞭，辺縁不整であるが，低悪性では境界明瞭な所見を示し，良性腫瘍と鑑別が困難なことが多い．

(2) 腺様嚢胞癌

・緩徐な発育を示し，口腔癌の中では肺転移の頻度が高い．

・神経周囲進展が特徴であり，疼痛や麻痺などの神経症状を示すことが多い．よくでる

画像所見

・境界不明瞭，辺縁不整であることが多い．

・神経に沿って浸潤する傾向が画像所見でみられることがある．

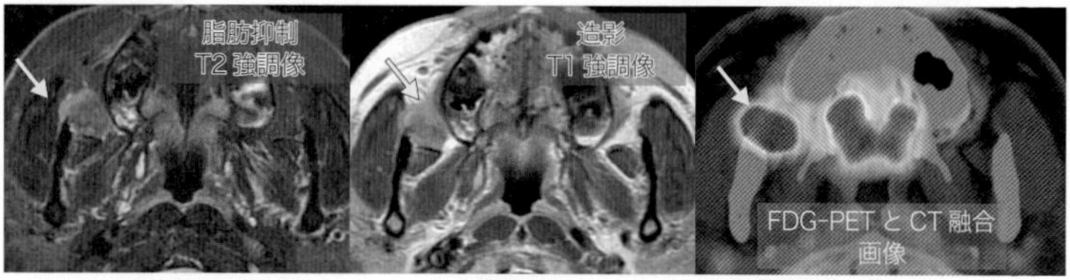

腺様嚢胞癌

右頬粘膜腫瘤は境界不整なT2強調像の高信号，造影剤増強効果を示し，FDG-PETで集積亢進を伴う．

C その他の疾患

1）Sjögren症候群

・中年以降の女性に好発する自己免疫疾患であり，唾液腺組織に慢性炎症を生じ，唾液分泌低下を認める．

・唾液腺造影検査（唾液腺管開口部から逆行性に造影剤を注入）では，唾液腺導管から造影剤が漏出した apple tree appearance が本疾患に特徴的である．よくでる

・MRI では，唾液腺体の不均一な信号，および萎縮を認める．

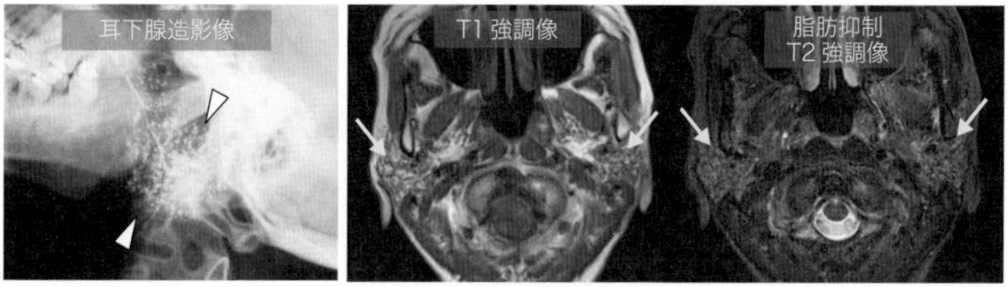

Sjögren 症候群

耳下腺造影検査で無数の点状不透過像（apple tree appearance）を認める（矢頭）．MRI T1・T2 強調像で耳下腺体部は不均一な信号を呈する．

2）Mikulicz（ミクリッツ）病

・両側性の唾液腺腫脹（顎下腺が多い）や涙腺腫脹を呈する疾患であり，IgG4 関連疾患の 1 つとされる．

画像所見

・画像所見は，1 つまたは複数の唾液腺や涙腺に両側対称性の腫脹を認める．

コラム：IgG4 関連疾患をマスターしよう

全身のさまざまな臓器に IgG4 陽性形質細胞の浸潤，血中 IgG4 高値を呈する免疫異常に関連する原因不明の疾患である．他には自己免疫性膵炎や硬化性胆管炎などが知られている．

IgG4 関連疾患の頭頸部病変は，膵胆道系病変に次いで発現頻度が高い．

Chapter 12
全身疾患の画像診断

Check Point

・各種全身疾患の特徴的臨床症状を理解する.
・各種全身疾患の特徴的画像所見を理解する.

I．歯や顎骨に異常を呈する全身疾患（系統疾患）

歯や顎骨の異常はときに全身疾患の部分症状の1つとして現れることがある.

A 内分泌疾患・代謝性疾患

CHECK!

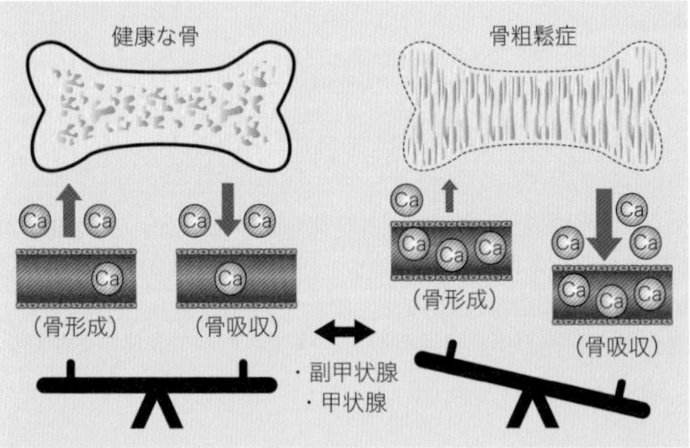

副甲状腺や甲状腺のホルモンは，カルシウム（Ca）代謝に関係している. 骨の代謝が亢進すると，骨吸収が骨形成よりも優位になり，骨の Ca が血中に流れ出し高カルシウム血症と骨粗鬆症を引き起こす．ビタミン D の不足も副甲状腺ホルモンを増加させ，同様に高カルシウム血症と骨粗鬆症を引き起こす.

各疾患のエックス線画像については『歯科放射線学　第6版』，『歯科臨床における画像診断アトラス　第2版』，その他の書籍を参照のこと．ここでは特徴的な臨床所見・画像所見について記載する．

1）副甲状腺疾患

副甲状腺ホルモン（PTH）は，血液中のカルシウムの濃度を上昇させる．

①副甲状腺機能亢進症

原因の多くは副甲状腺に発生した腫瘍（副甲状腺腫瘍）であり，PTHの分泌が亢進される．

所見　顎骨の脱灰像，骨梁や歯槽硬線の消失

②副甲状腺機能低下症

PTHの作用が低下するため低カルシウム血症となる．

所見　歯の萌出遅延，エナメル質形成不全，歯槽硬線の肥厚

2）甲状腺疾患

甲状腺ホルモンは，全身の細胞の代謝率を高める．

①甲状腺機能亢進症

甲状腺ホルモンが過剰に分泌されると代謝が亢進する．

所見　歯の発育促進や早期萌出，骨粗鬆症

②甲状腺機能低下症

先天型のクレチン病，若年や成人型は粘液水腫に分類される．

所見　歯の発育や萌出の遅延，浮腫様顔貌

3）副腎疾患

Cushing症候群は，副腎皮質ホルモンの一種であるコルチゾールが過剰に分泌．

所見　顎骨の脱灰像，骨梁構造が疎となる

4）下垂体疾患

下垂体前葉から分泌される成長ホルモンには組織の成長促進作用があり，甲状腺刺激ホルモンや副腎皮質刺激ホルモンには骨代謝促進作用がある．

①巨人症および先端巨大症（下垂体性巨人症）よくでる

成長ホルモンの過剰分泌（主に下垂体腺腫が原因）が成長期終了前に生じると，全身の発育過剰を示し巨人症となる．過剰分泌が成長期終了後に生じると，末端部の骨および軟組織の肥大により先端巨大症（下垂体性巨人症）となる．

所見　トルコ鞍の拡大，下顎前突，舌肥大

②成長ホルモン分泌不全性低身長（下垂体性小人症）

乳幼児期に下垂体前葉機能が低下することで，成長ホルモンが不足し発症する．

所見　顎骨劣成長，歯の萌出遅延

5）くる病，骨軟化症

骨の石灰化障害のため，骨塩の沈着しない類骨組織が過剰に形成される．原因として，活性型ビタミンDの低下，ビタミンD受容体の異常，カルシウムやリンの不足などがあげられる．

所見　象牙質形成不全，エナメル質形成不全，歯の萌出遅延，多数歯の埋伏，骨密度の低下

6）腎性骨異栄養症（腎性骨ジストロフィー）

血中カルシウム濃度を高めるホルモンであるビタミンDは腎臓でつくられるため，腎不全ではビタミンD不足を生じる．

所見　骨密度が低下し，骨梁構造が疎となる

B 遺伝性疾患

CHECK!

染色体は，父親由来と母親由来の 2 本が 1 対になっている．

常染色体：父親由来と母親由来で形態が同じ染色体
性染色体：女性は XX，男性は XY と男女で異なる

・染色体異常症：染色体（の一部）に含まれる遺伝子の過剰あるいは不足が原因（例：Down 症候群）
・単一遺伝子疾患：1 つの遺伝子の変異が原因
・多因子性疾患：複数遺伝子の協調や環境因子が関与して発症

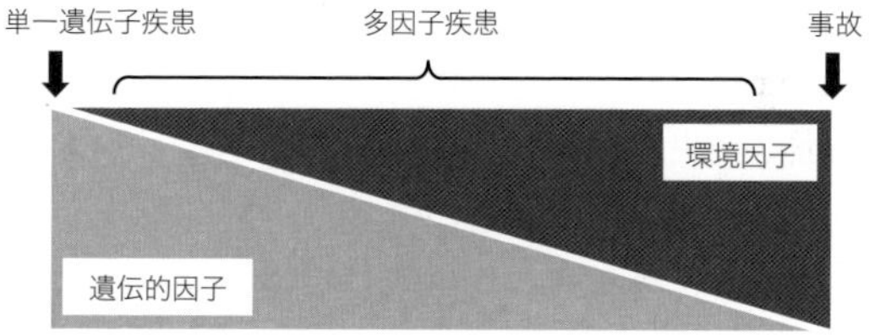

優性：1 対の遺伝子の一方にあれば発現する．
劣性：双方の遺伝子になければ発現しない．

・常染色体優性遺伝：男女差はない．症状の出方に差はあるが，必ず罹患した親をもつ．
・常染色体劣性遺伝：男女差はない．両親がともに無症候性の保因者であることが多い．
・伴性遺伝：性染色体上にある遺伝子による遺伝．男女差があることがある．

1）常染色体優性遺伝性疾患

①鎖骨頭蓋骨異形成症（鎖骨頭蓋異骨症） よくでる

所見　大泉門の開存，鎖骨の形成不全，永久歯萌出遅延，多数の埋伏歯

② Crouzon（クルーゾン）症候群（頭蓋顔面異骨症）

所見　小上顎症，頭蓋の指圧痕，特有顔貌

③基底細胞母斑症候群 よくでる

所見　顎骨の多発性嚢胞，皮膚の母斑，二分肋骨，掌蹠の点状小窩，異所性石灰化

④ Gardner（ガードナー）症候群 よくでる

所見　顎骨の多発性骨腫，大腸ポリポーシス，軟部腫瘍

⑤大理石骨病（遅発型）

所見　全身骨の硬化性変化，病的骨折，貧血

⑥ Treacher Collins 症候群（下顎顔面異骨症）

所見　両側性下顎骨低形成，眼の垂れ下がり，外耳道閉鎖

⑦象牙質形成不全症（p.86 参照）

所見　歯髄腔の消失，円錐根

⑧ Cherubism（ケルビズム）（顎骨に特異的）

所見　下顎骨の良性腫瘍と膨隆（天使様顔貌），歯の萌出異常

2）常染色体劣性遺伝性疾患

①大理石骨病（早発型）　注：遅発型より重篤

所見　成長障害，貧血，神経麻痺

②ピクノディスオストーシス（濃縮性異骨症）

所見　全身性の骨硬化，顎骨の発育不全

③ Papillon-Lefèvre（パピヨン・ルフェーブル）症候群

所見　歯槽骨の高度吸収，手掌・足底の角化

④ Robin シークエンス〔Pierre Robin（ピエール・ロバン）症候群〕

所見　両側性下顎骨低形成，口蓋裂，耳閉鎖

3）伴性優性遺伝（性染色体優性遺伝）

①遺伝性エナメル質形成不全症のⅠ型

所見　エナメル質の形成不全

②色素失調症

所見　色素欠損，疎毛症，爪・顎骨の形成異常，歯の欠損

4）伴性劣性遺伝（性染色体劣性遺伝）

①先天性外胚葉形成不全（先天性外胚葉異形成症）

所見　無歯症，減毛症，汗腺や皮脂腺の形成不全，爪の形成異常

C その他の系統疾患

顎骨は感染リスクが高く炎症が起きやすいため，炎症反応の異常は顎骨の異常として現れやすい．

① McCune-Albright 症候群〔多骨性線維性（骨）異形成症〕よくでる

所見　骨のすりガラス様病変，皮膚の色素沈着，性的早熟

② Paget 骨病（変形性骨炎）

所見　骨のすりガラス様・綿花状病変

③ SAPHO 症候群

所見　滑膜炎，痤瘡，膿疱症，骨化症，骨炎

④多発性骨髄腫（癌化した形質細胞の増殖）

所見　骨破壊（打ち抜き状，虫食い状吸収）

Ⅱ．胸部の画像検査

A 胸部エックス線画像

胸部の異常精査目的で行われ，歯科臨床の場でも撮影されることがある．心臓，肺，気管などを観察する．

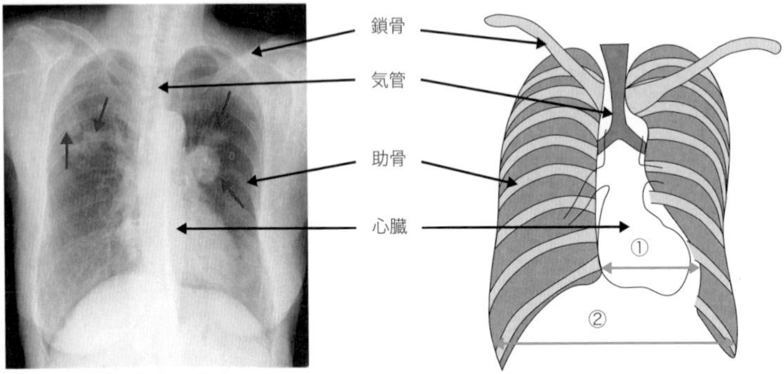

頬粘膜癌の患者

1）全身麻酔の術前検査

肺野の状態（エックス線透過性および不透過性の部位の有無）や気管支の走行，心拡大（①／② ≧ 0.5）の有無などを調べる．

2）転移性肺腫瘍の精査

頭頸部悪性腫瘍の留意点として，肺転移があげられる．転移性肺腫瘍（写真内赤矢印）は辺縁が平滑で，多発することが多い．

3）異物誤嚥および誤飲の精査

歯科関連の異物誤嚥は，ときに気道閉塞や肺炎を起こすことがある．誤嚥や誤飲が疑われた場合は，ただちに胸部や腹部の単純エックス線写真で異物の位置を確認する必要がある．

Chapter 13
インプラント，嚥下，IVR

Check Point

・インプラント治療における画像診断の役割を理解する.
・嚥下検査について理解する.
・IVR とその歯科における利用について理解する.

Ⅰ. インプラント治療における画像診断の役割

口腔インプラント治療の各ステップにおいて，適切な画像検査を行う.

1）初診時

(1) パノラマエックス線検査

顎骨の吸収の程度，抜去すべき歯の同定，下顎管の走行，上顎洞底の把握を行う.

(2) 口内法エックス線検査

抜去すべき歯の診断，抜歯後の顎骨吸収の程度の把握を行う.

2）一次手術前

インプラント体の埋入位置と方向を示すステントを製作し，ステントを装着して画像検査を行う.

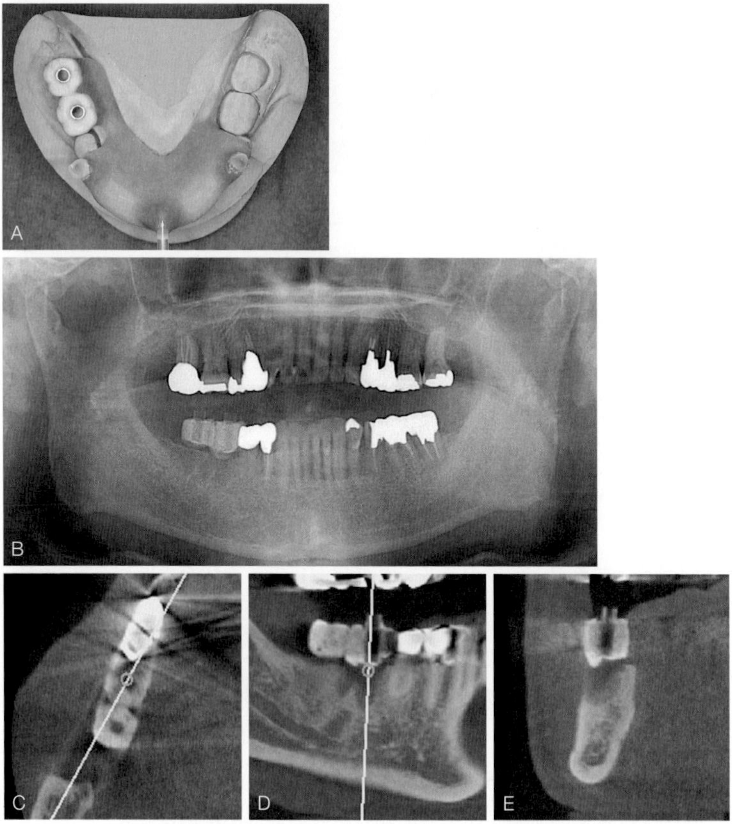

エックス線診断用ステントとそれを用いた画像検査の例

（内藤宗孝，歯科放射線学　第6版，2018）

A：エックス線診断用ステント，B：パノラマエックス線画像，C～E：歯科用コーンビーム CT 像．

エックス線診断用ステントを術前の検査に用いる．指標にはアルミニウム管を用いている．このステントは，画像検査の結果をもとに修正し，外科手術用のガイドとしても用いられる（サージカルガイド）．

（愛知学院大学・内藤宗孝先生のご厚意による）

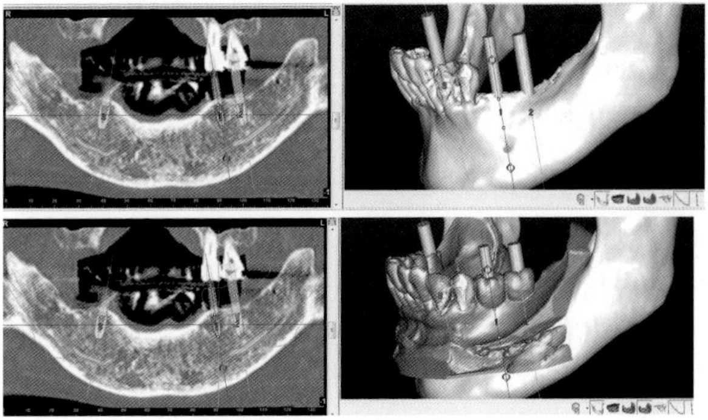

インプラントシミュレーションの例

ワックスアップ模型の 3D スキャンデータと CT データをコンピュータソフト上で重ね合わせ，インプラントシミュレーションを行う方法がある．この方法の場合，CT 撮影時にはステントを装着する必要がない．

(1) パノラマエックス線検査

ステントの示すインプラント体の埋入位置と方向と顎骨の大まかな位置関係を把握する．

(2) 歯科用コーンビーム CT 検査 よくでる

・下顎では，予定されるインプラント体と下顎管の位置関係を三次元的に観察する．

・上顎では，予定されるインプラント体と上顎洞の位置関係を三次元的に観察する．

・いずれにおいても，パノラマエックス線検査では把握できない頰舌的な位置関係の把握が必須である．

3) 二次手術前

インプラント体へのオッセオインテグレーションを口内法エックス線検査にて診断する．

4) 二次手術後

・経過観察にはパノラマエックス線検査が適する．

・インプラント周囲炎が疑われた場合は，口内法エックス線検査にて診断する．

Ⅱ．嚥下検査

A 嚥下の５期

嚥下は５期に分類されている．

①先行期：食物を認知する

②準備期：食物を咀嚼し，唾液と混ぜて食塊を形成する

③口腔期：食塊を口腔から咽頭へ運ぶ

④咽頭期：食塊を咽頭から食道へ運ぶ

⑤食道期：食塊を食道から胃へ運ぶ

このうち歯科では準備期から咽頭期を担当することが多い．

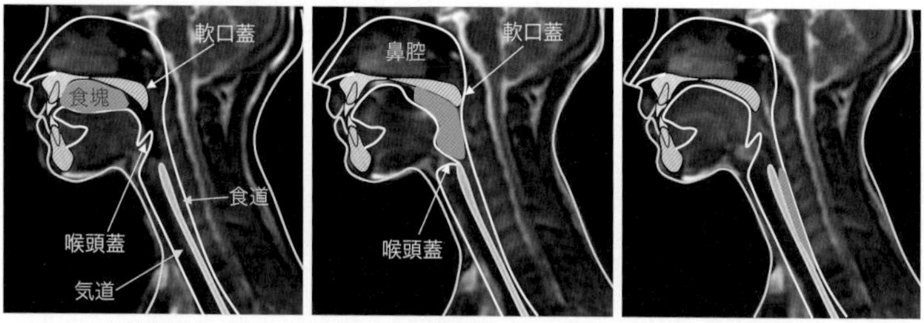

口腔期　　咽頭期　　食道期

嚥下の各期

咽頭期では，軟口蓋が咽頭と鼻腔を閉じ，喉頭蓋が咽頭と気道を閉じるのが特徴である．

B 嚥下の検査法

嚥下内視鏡検査と嚥下造影検査がよく用いられる．

1）嚥下内視鏡検査

・VE（videoendoscopy）と略称でよばれることが多い．

・経鼻的に内視鏡を挿入し，咽頭や喉頭を観察する．

・通常に近い食事動態を観察できる．

2) 嚥下造影検査 よくでる

・VF（videofluoroscopy）と略称でよばれることが多い.

・造影剤入りの試料を摂取し，エックス線透視装置で嚥下動態を観察する.

・被曝が欠点である.

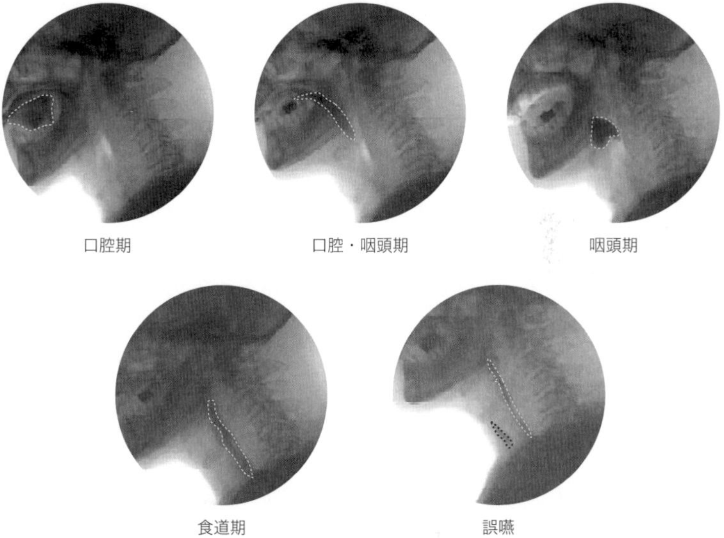

嚥下の各期（嚥下造影検査）（第 111 回歯科医師国家試験）
試料（造影剤：黄色の破線）は正常に嚥下されている.
試料の一部（赤色の破線）は気管に入っており，誤嚥と診断される.

C 嚥下造影検査の方法

・患者はいすに座って，造影剤入りの試料を摂取する.

・造影剤には，バリウムやヨードが用いられる.

・エックス線透視装置を用いて，正面像と側面像の動態を録画する.

・通常のエックス線画像の白黒と逆転していることに注意する.

Ⅲ．IVR とその歯科における利用

A IVR とは

・インターベンショナル・ラジオロジー（interventional radiology）の略で，画像診断的介入治療のこと
・画像検査（エックス線透視検査，超音波検査，CT 検査など）を施行しながら，主にカテーテル操作または経皮的穿刺術を利用して行う治療
・「カテーテル治療」や「血管内治療」ともよばれてきたが,「画像下治療」とよばれるようになった.
・体内の状態を画像でリアルタイムに観察しながら，カテーテルや針を血管，胆管，消化管などの臓器にアプローチし，そこで病変部の治療を行う.
・穿刺する，詰める，広げるといった手技が基本となる.

1）IVR の特徴

・低侵襲であるため身体への負担が少ない.
・高齢の患者も治療を受けられる.
・外科手術と同程度の治療効果が得られる.
・対象疾患は動脈瘤，血管閉塞，腫瘍，血管奇形など多岐にわたる.

2）IVR の種類

（1）血管系 IVR

・血管疾患を対象とする，あるいは血管を介して腫瘍その他の病変にアプローチするもの
・目的は，血管を閉塞させる，血流を改善させる，薬剤を選択的に注入する，の 3 つに大別される.

（2）非血管系 IVR

・エックス線を用いた透視装置，CT 透視装置，および超音波装置を用いながら，非血管系の病変の治療を行う.

・経皮経肝的胆道ドレナージ，胆道ステント留置術，経皮的ラジオ波焼灼療法，膿瘍ドレナージ術，PTEG（経皮経食道胃管挿入術），CT・超音波ガイド下生検などが含まれる．

3）IVR の歯科領域への応用

(1) 超選択的動注化学療法

・口腔癌の栄養動脈を血管造影で同定
・カテーテルを挿入
・カテーテルを用いて抗癌剤を注入
・同時に中和剤を注入

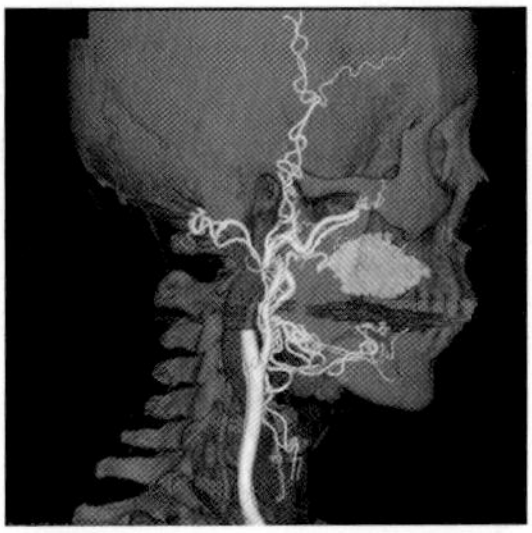

上顎癌に対する栄養動脈の同定

(2) 腫瘍塞栓術・血管塞栓術

・腫瘍や血管奇形などとその（上流の）栄養欠陥を造影検査で同定
・栄養欠陥を塞栓して，（下流の）腫瘍や血管奇形などを治療

(3) CT ガイド下腫瘍生検

・CT 検査を行いながら，生検用の針を挿入
・針先が腫瘍に到達したことを画像で確認し，吸引生検する

Chapter 14

放射線療法

Check Point

・放射線療法の生物学的・物理学的基礎を理解する.
・口腔領域の放射線療法について理解する.
・放射線療法の有害事象とその口腔管理について理解する.

Ⅰ. 放射線療法の特徴

A 放射線療法とは

・放射線のもつ大きなエネルギーが，がん細胞内の DNA にダメージを与えることによって，がん病巣を消去し治療しようとするもの
・がん病巣と周囲の正常組織の放射線感受性の違いを利用する.

CHECK! 放射線感受性

・組織や臓器によって放射線の影響度が異なる．この影響度の違いのことを放射線感受性という.
・細胞分裂がさかんで分化の程度の低い細胞や組織ほど，放射線感受性が高い.
・細胞分裂がさかんで分化の程度の低い細胞や組織から発生する悪性腫瘍も，放射線感受性は高い.
・細胞分裂をしない神経や筋は放射線感受性が低い.
・細胞分裂をしない神経や筋から発生する悪性腫瘍も，放射線感受性は低い.

B 放射線療法の特長

・がん病巣を切除せずに治療できる.
・臓器・組織の機能や形態を温存できる.
・全身への大きな影響がない.
・外部照射法では，外来通院も可能である.

C 放射線療法の成立

・正常組織の放射線に対する耐容線量が，がん病巣の致死線量よりも十分に大きいときは，がん病巣に致死線量を与えても正常組織の有害事象は小さい.
・この差異が大きい場合に，放射線療法が成立する.
・腫瘍組織を80％の確率で制御できる線量をTCD80，正常組織に有害事象が5％の確率で発生する線量をTD5とよび，TD5をTCD80で除したものを治療可能比（TR）と定義する.
・TRが大きければ大きいほど放射線療法は成功しやすく，1未満では放射線療法は不可能である.

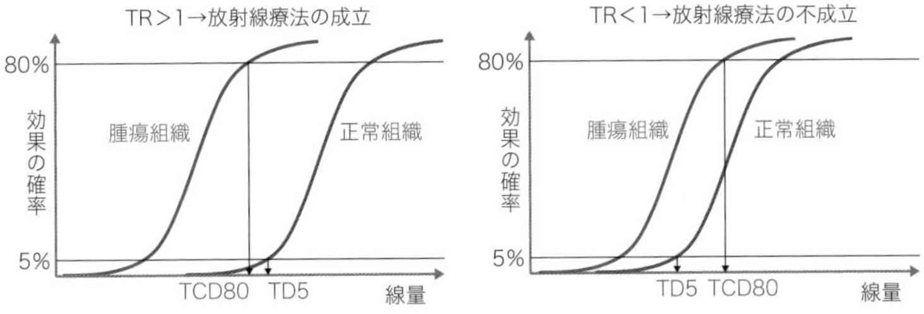

放射線療法の成立　　放射線療法の不成立

Ⅱ．放射線療法の方法

・照射の方法は，外部照射法と小線源治療法に大別される.

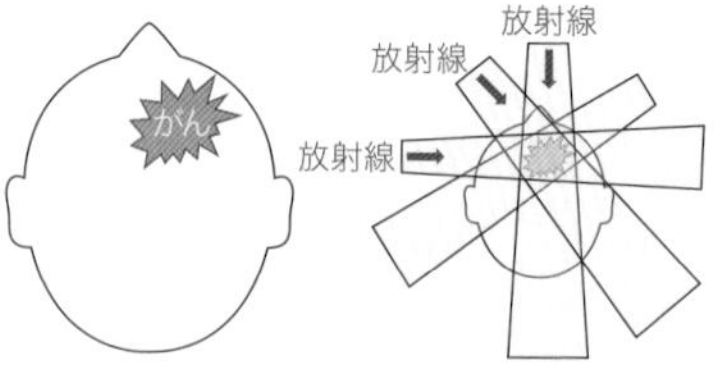

外部照射法の概念

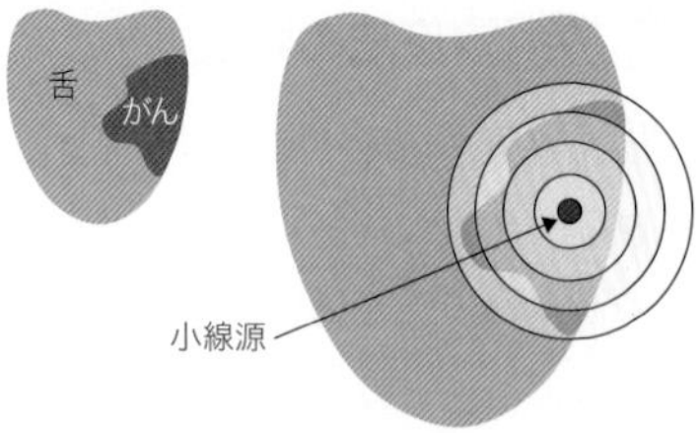

小線源治療法(組織内照射法)の概念

CHECK! 放射線の分類

・電磁放射線はエネルギーの大きな電磁波で，エックス線やガンマ線が含まれる.
・粒子放射線は高速度に加速された粒子線で，電子線，ベータ線，およびアルファ線，陽子線，炭素線などの重粒子線が含まれる.

A 外部照射法

・身体の外部からがん病巣の方向に放射線照射を行うものを外部照射法とよぶ.
・手術や麻酔の必要はなく，外来通院も可能である.
・最も普及している方法では, 大型の直線加速器（リニアック）を用いて, 高いエネルギーのエックス線や電子線をがん病巣に照射する.
・エックス線は深部まで届くが，体表面付近でのエネルギーが最大で, 体内での進行距離に伴って減弱される.
・電子線は深部へ届きにくいため，電子線治療は表在性のがん病巣に適用される.
・小線量（1.2〜3 Gy 程度）を 1 日に 1〜2 回，20〜30 日間かけて繰り返し分割照射する.
・以上の方法の他に，重荷電粒子を用いる重粒子線治療，中性子を用いるホウ素中性子捕獲療法などがある.

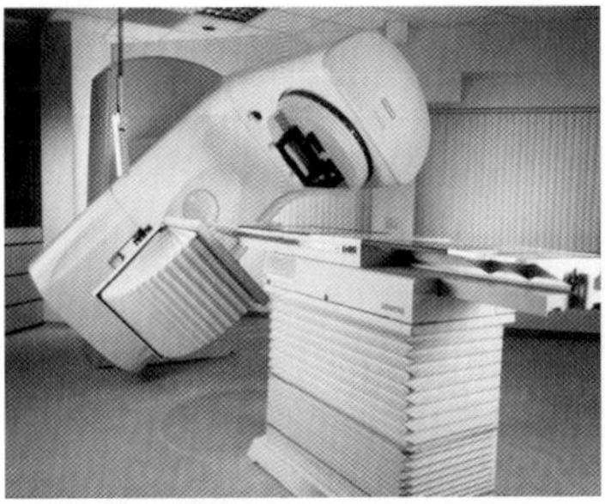

大型の直線加速器（リニアック）

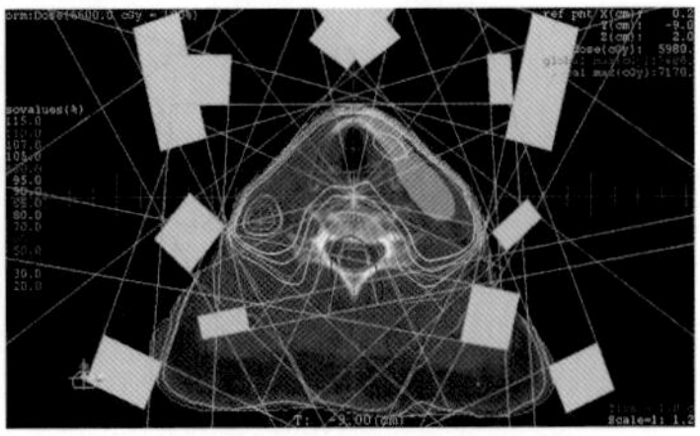

外部照射法の線量分布図

CHECK! 分割照射法

・がん細胞は正常細胞に比べて放射線による傷害からの回復に時間を要する.
・がん細胞が回復しないうちに放射線を繰り返し照射することで，正常細胞を回復させながら，がん細胞に大きなダメージを与えることができる.この照射方法を分割照射法とよぶ.

B 外部照射法で用いる特殊な手法

①多分割コリメータ（遮蔽絞り）（multi-leaf collimator：MLC）と 3D-CRT（conformal radiation therapy）

・幅の薄い鉛製の複数のコリメータによって，病巣の形状に合わせた照射野を作成する.
・3D-CRT（三次元原体照射）では，MLC を用いて放射線の照射野の形状を照射する方向からみた腫瘍の形状に合わせながら多方向から照射する.

②強度変調放射線治療（intensity modulated radiation therapy：IMRT）

・1 つの照射野内の放射線の強度に偏りのあるビームを作成して照射する.
・周囲の正常組織の有害反応を減らすことができる.

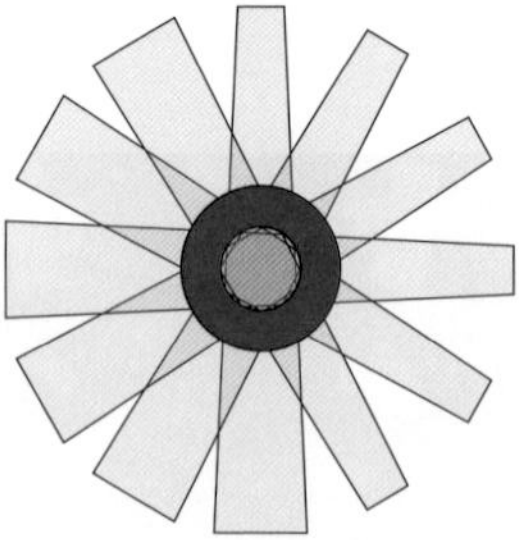

通常のビームによる外部照射

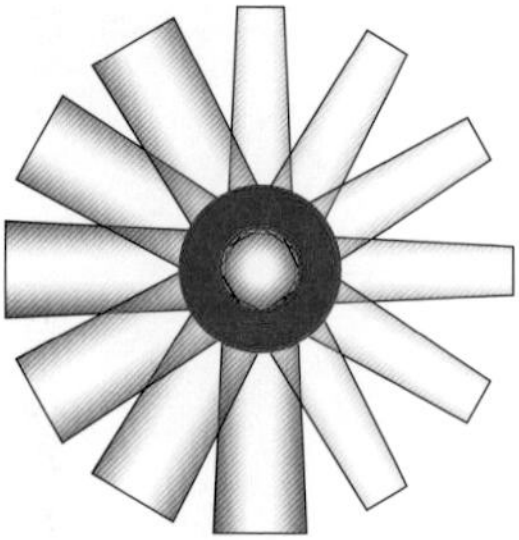

強度変調したビームによるIMRT

③画像誘導放射線治療（image guided radiation therapy：IGRT）

・さまざまな手法を用いて放射線療法の計画時と照射時の患者の位置の差異をなくし，精度の高い放射線療法を行う．

C 小線源治療法

・放射性同位元素（radioisotope：RI）を病巣近くに設置して，RI から放出される放射線によって治療を行うものを小線源治療法とよぶ．

・口腔癌の他，前立腺癌や子宮頸癌などに応用されている．

・病巣への高い線量集中性と，周囲正常組織への非照射性が特長

・一般的な外部照射法と比べて治療期間が短い．

CHECK! 小線源治療法の設置方法による分類

①組織内照射法

・病巣内に RI を刺入・留置する．

②腔内照射法

・病巣の存在する腔内に RI を挿入する．

③モールド照射法

・病巣に近接するように RI を設置する．

CHECK!　小線源治療法の RI の線量率による分類

①低線量率小線源治療法
・毎時 0.4 Gy から 2.0 Gy の線量率の RI を使用する.
・照射時間が長く，放射線の遮蔽病室が必要である.
②高線量率小線源治療法
・毎時 12.0 Gy 以上の線量率の RI を使用する.
・照射時間が短く，分割照射をすることができる.

Ⅲ. 口腔領域の放射線療法

・口腔には多くの機能があり，がん病巣を切除することによってそれらの機能が損なわれ，また審美的な問題も生じることから，放射線療法の適応となることが少なくない.
・放射線療法単独で行うものと，手術や薬物療法と組み合わせて行うものに分類される.

A 低線量率小線源による組織内照射法（LDR-ISBT） よくでる

・舌癌，口底癌，頬粘膜癌などが対象となる.
・毎時 0.4～0.5 Gy 程度の低線量率の小線源をがん病巣に直接刺入して，小線源から放出される放射線によってがん病巣を消去する.
・病巣の局所麻酔後，ステンレス製ガイドを口腔内からがん病巣に刺入し，小線源と置き換える.
・小線源を留置したまま，RI 病棟の遮蔽病室で放射線照射を行い，目標線量に達したら，小線源を抜去する.
・本法を単独で用いる場合には 60～70 Gy が適切とされ，小線源の放射能にもよるが 1 週間程度の連続的な放射線照射が必要となる.
・刺入のために局所麻酔は必要であるが，麻酔量は少なく，侵襲性は低い.
・少ないながらも術者の被曝があることと，RI 病棟（遮蔽病室）が必要なことが欠点である.

・さらに簡便なものとして，粒状の小線源（^{198}Au）を専用の刺入器を用いて病巣内に直接刺入する方法もある．
・^{198}Au の半減期は短いので，抜去せず永久的に留置する．

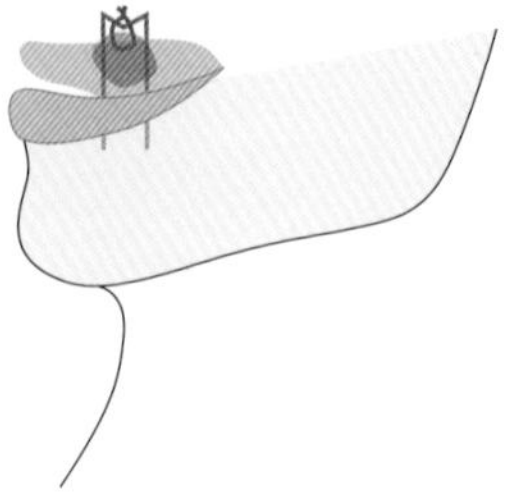

LDR-ISBT

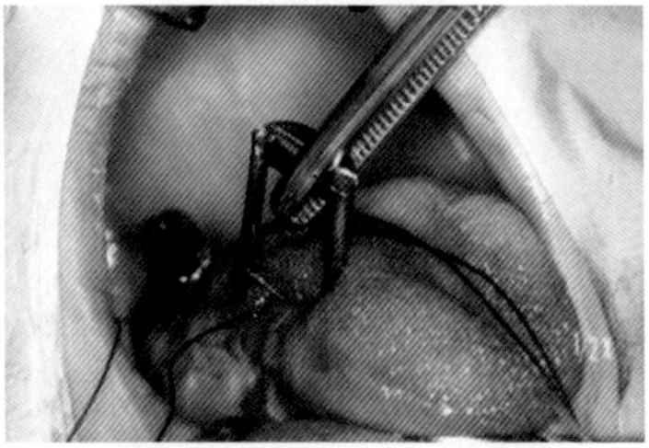

線源留置後のガイドの撤去

B 高線量率小線源による遠隔操作式組織内照射法（HDR-RALS-ISBT） よくでる

・舌癌，口底癌，頬粘膜癌などが対象となる．
・放射線治療前に小手術を行い，がん病巣内に中空のチューブを設置する．
・その後，遠隔操作によって高線量率の小線源を病巣内に設置されたチューブに移送し，放射線照射を行う．
・小線源の停留点とその点における滞留時間を自由に変更できるので，任意形状の線量分布の作成が可能である．
・本法を単独で用いる場合には，総線量が 45〜60 Gy となるように 8〜20 回の分割照射（1 回あたり 3〜6 Gy）が勧められている．
・小線源の放射能にもよるが 1 回数分間の照射で，照射時以外は遮蔽室が不要である．

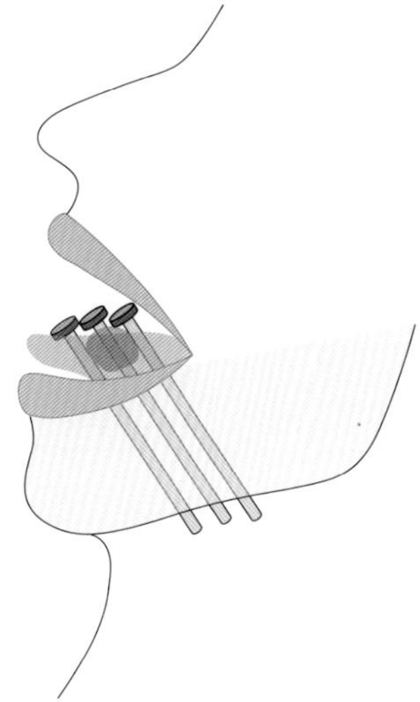

HDR-RALS-ISBT

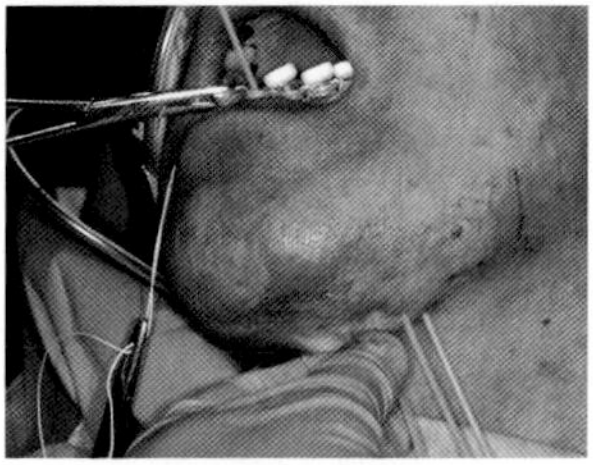

チューブの留置

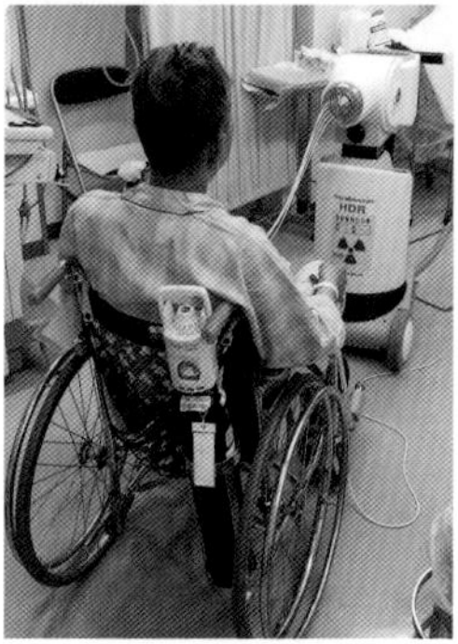

実際の治療風景

C モールド照射法

・モールド照射法は，表在性のがんが対象となる．

・病巣に接する装置をレジンなどで作製し，その装置内にチューブを設置し，遠隔操作によって高線量率の小線源をチューブに移送し，放射線照射を行う．

・表層のみに高線量を与えることが可能で，深層は低線量となる．

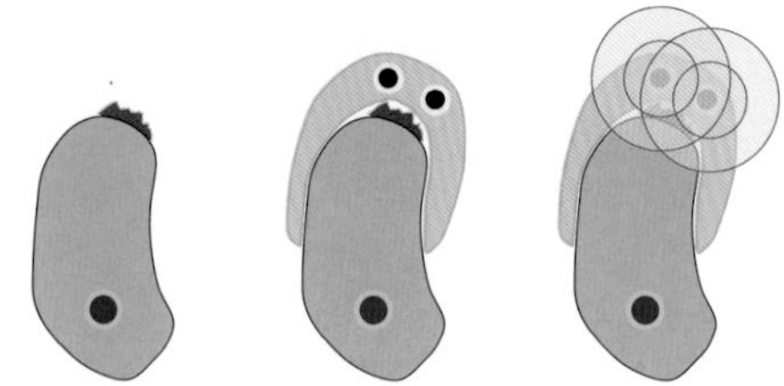

下顎歯肉癌（赤）

モールド（緑）を作製し，チューブ（黄）を埋め込む

照射野
チューブ内に小線源を遠隔操作で移送する

モールド照射法による小線源治療法

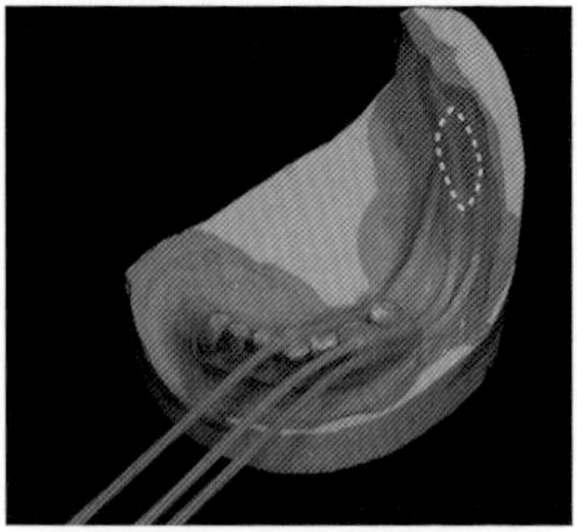

点線が表在性腫瘍の範囲

石膏模型上でのモールドの作製

D 外部照射法

・原発巣のみならず頸部リンパ節病巣が対象となる．

・脊髄，眼球，唾液腺などのリスク臓器が近接するため，IGRT を併用した IMRT を用いることが多い．

・まず，患者固定のため，熱可塑性のプラスチック製のメッシュなどで固定具を作製する．

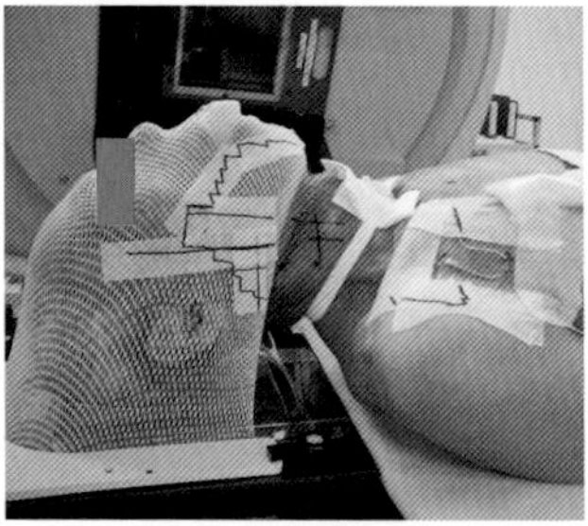

固定具

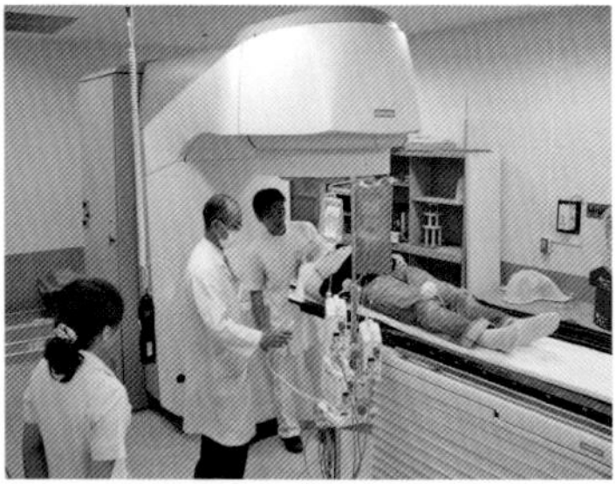

固定具を用いた照射

・固定具で固定した状態で CT 撮影を行い，照射計画を立案する．

・1 回 2.2 Gy の 30 回照射（総線量 66 Gy），または 1 回 2 Gy の 35 回照射（総線量 70 Gy）が標準的である．

・1 週間のうち月曜日から金曜日に放射線治療を行うとすると，照射期間は 6～7 週間となる.

E 手術との併用療法

(1) 術前照射

・術前に外部照射を行い，腫瘍サイズの縮小をはかる.
・切除範囲が大きすぎて手術が不可能な症例を可能にしたり，手術時の播種を防いだり，断端が陽性になるのを防いだりする.

(2) 術後照射

・頸部郭清術で，複数個のリンパ節への転移を認めたり，リンパ節の被膜外浸潤を認めたりする場合が適用となる.
・また，切除断端が陽性であった場合にも適用される.
・手術終了後から 6 週間以内に放射線治療を始めることが望ましい.
・断端が陽性などの高リスク症例では 1 回 2 Gy の 30～33 回照射（総線量 60～66 Gy）が必要とされる.
・リスクの低い症例では，1 回 2 Gy の 22～25 回照射（総線量 44～50 Gy）もしくは 1 回 1.6～1.8 Gy の 30～35 回照射（総線量 54～63 Gy）が勧められている.

F 抗腫瘍薬との併用療法

(1) 個体レベルでの併用療法

・局所療法である放射線療法に，抗腫瘍薬などを静脈注射する薬物療法による全身療法を併用
・放射線治療では原発巣を，薬物療法では転移病巣を制御しようとする.

(2) 細胞レベルでの併用療法

・原発巣の制御において，局所療法である放射線療法に加えて，動脈注射で抗腫瘍薬を投与することによって，がん細胞への傷害を増強させる.

Ⅳ．放射線療法の有害事象

A 放射線療法の有害事象

・がん細胞周囲の正常細胞に放射線が照射されてしまうと，正常細胞のDNAがダメージを受け，有害反応や副作用が発生する．
・小線源治療法では，照射部位の周囲に発生する．
・外部照射法では，放射線の通過領域すべてに発生しうる．
・急性障害と晩発障害に分類される．
・放射線による急性障害は，幹細胞を有し，常に活発に増殖を繰り返している細胞再生系の細胞や組織における反応である．
・晩発障害は，微小血管や結合組織の反応と，それに続く不可逆的な変化で，組織による特異性はない．

B 口腔癌の放射線療法による有害事象の例

(1) 皮膚

・外部照射の放射線療法では必ず皮膚に有害反応が生じる．
・急性障害は皮膚の表皮と真皮の反応である．
・皮脂腺は放射線感受性が高く，少ない線量で皮膚の乾燥感が生じる．
・晩発障害としては，色素沈着，毛細血管拡張，皮膚萎縮，後期難治性潰瘍，瘢痕，永久脱毛，皮膚の乾燥感などが起こりうる．

CHECK!　吸収線量と皮膚の状態の関係

・5 Gyまでで，約3週間後に脱毛が発生する．
・10 Gyまでで，約2週間後に紅斑が発生する．
・20 Gyまでで，約1週間後に水疱が発生する．
・20 Gy以上で，数日後に潰瘍が発生する．

(2) 粘膜

・粘膜細胞の細胞周期は皮膚上皮細胞よりも短く，放射線に対して急速な反応を示す．

・吸収線量の増加に伴って，発赤，紅斑，白苔，びらん，潰瘍，出血などが起こりうる．

・舌に照射されれば，味覚異常，味覚障害が起こりうる．

・晩発障害としては，線維化や瘢痕などが起こりうる．

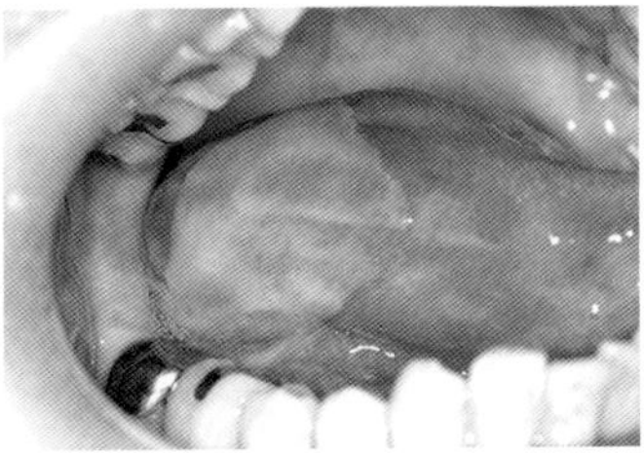

放射線性の粘膜炎

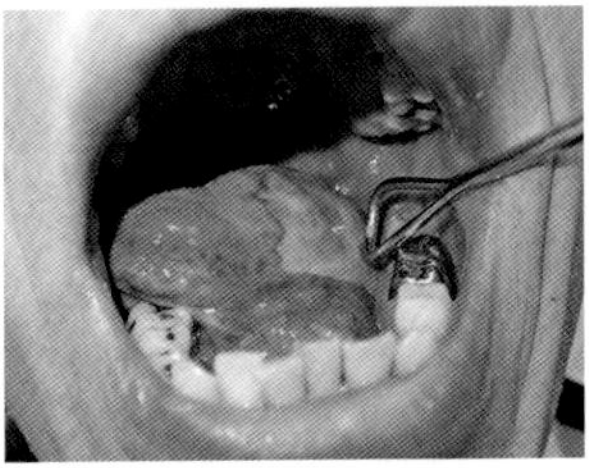

放射線性の粘膜炎

(3) 唾液腺

・唾液分泌能の低下は照射開始早期から出現する．

・症状の程度や持続期間は線量に依存し，自覚症状が改善するまでに長期間を要する．

・漿液腺のほうが放射線に高感受性であるために，唾液の粘性が上昇する．

・急性障害のみならず晩発障害として口腔乾燥症が発生することもあり，これによって齲蝕が発生することがある．

(4) 顎骨

・顎骨への放射線照射によって骨芽細胞と破骨細胞の機能のバランスが破壊されることで晩発障害が起こる．

・顎骨障害は主に血管系の障害で，骨組織に囲まれているため吸収線量が軟部組織内に比べて多く，また側副路も形成されにくい．

・このため，顎骨に対する観血的処置（抜歯や切開など）によって感染が起こると難治性となり，放射線性の骨壊死が発生することがある．

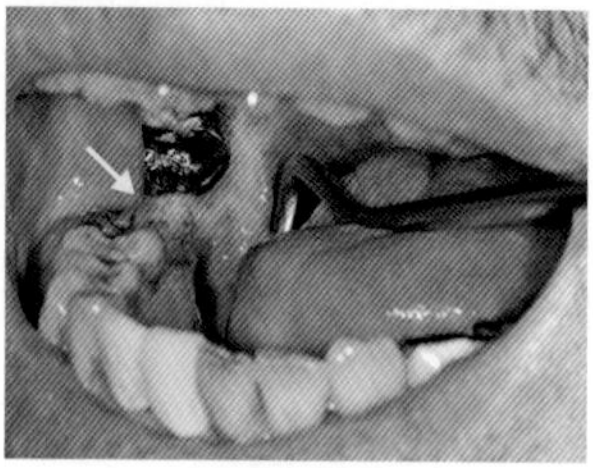

顎骨の露出

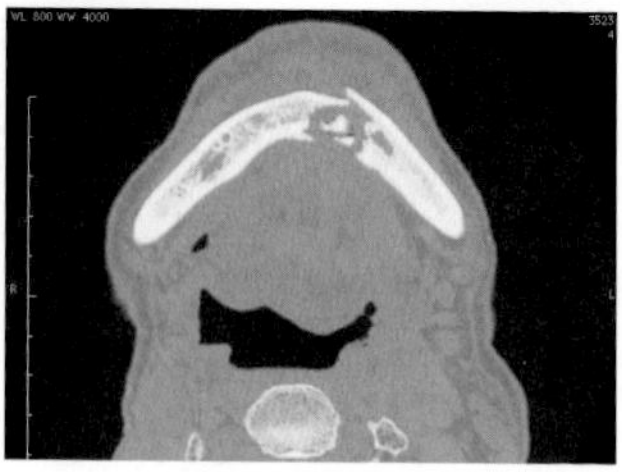

顎骨の病的骨折

(5) その他

・上顎洞癌の放射線治療では眼球，頸部では脊髄の有害反応に留意する．

・血球では白血球が最も影響を受けやすく，特にリンパ球数は放射線療法開始後に半減する．

・まれではあるが，放射線誘発癌の可能性も考慮する．

C 放射線療法の有害事象に対する口腔管理 よくでる

・放射線療法の有害事象に対する最も有効な事前の手段は，良好な口腔衛生状態の確立である．

・良好な口腔衛生状態が確立され放射線療法が始まったら，疼痛の緩和，脱水の予防，栄養の維持，および感染源の除去を目的とする．

(1) 粘膜炎に対する介入

生理食塩水による定期的な洗浄，G-CSF の投与，ベタメタゾンによる口腔洗浄

(2) 口腔乾燥症に対する介入

唾液分泌を低下させうる因子（喫煙と飲酒など）の除去，齲歯に対してはフッ化物塗布，人工唾液や催唾剤（ピロカルピン）の投与

(3) 味覚障害に対する介入

・味蕾は放射線療法後 4 か月以内に再生する

・硫酸亜鉛サプリメント

(4) 放射線性骨壊死に対する介入

高圧酸素治療，抗菌薬投与や感染した壊死骨のデブリードマン

付　録

CT，MRI 正常解剖

1. CT 眼窩〜上顎洞レベル

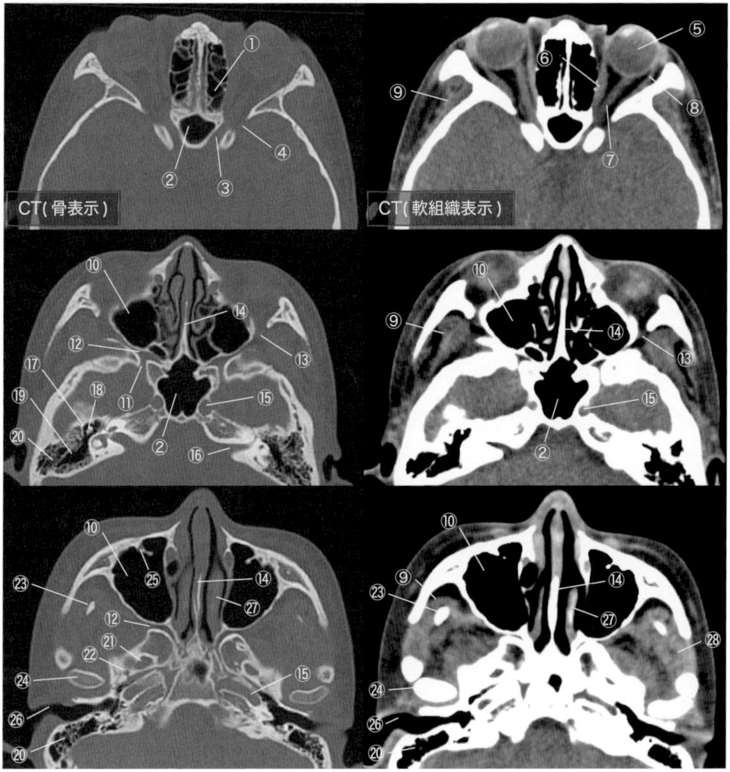

2. CT, MRI 上顎洞レベル

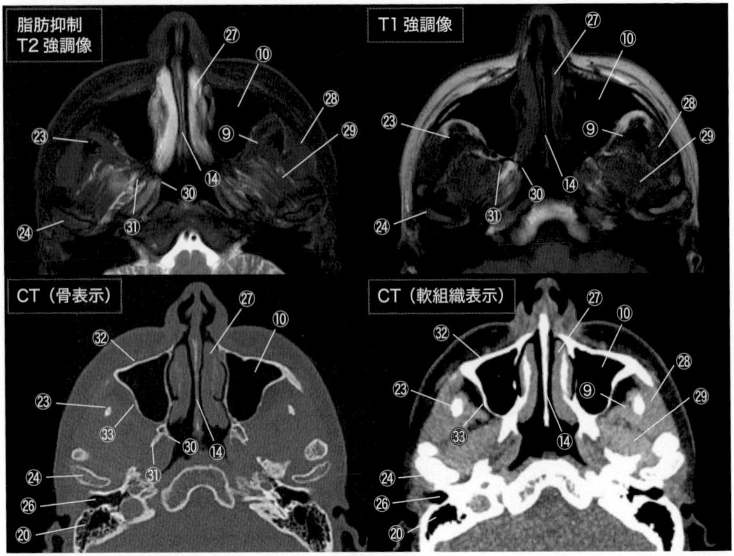

3. CT, MRI 上顎洞底レベル

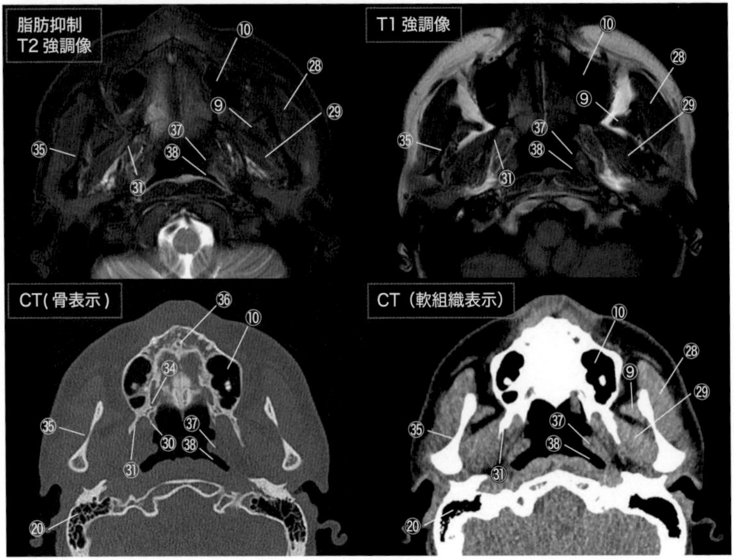

4. CT, MRI 上顎歯槽部レベル 1

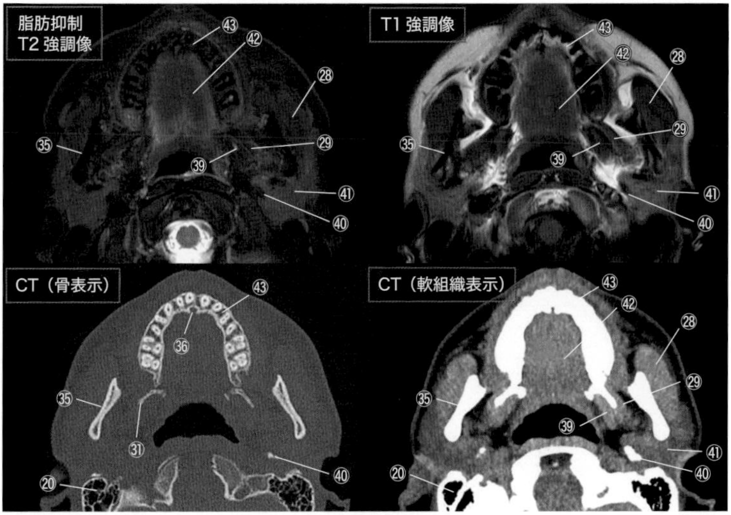

5. CT, MRI 上顎歯槽部レベル 2

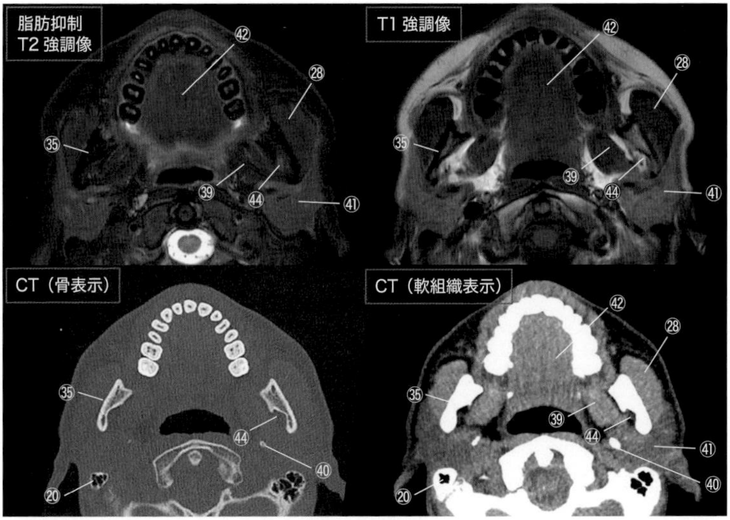

6. CT, MRI 下顎骨レベル

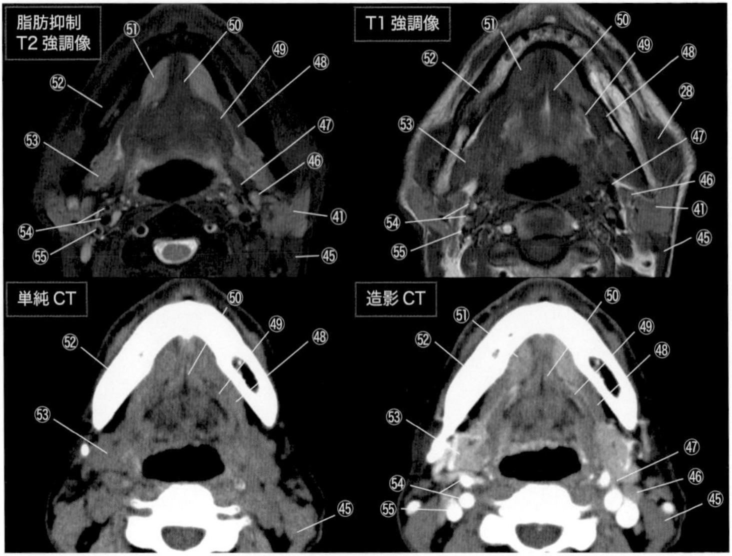

7. CT, MRI 舌骨レベル

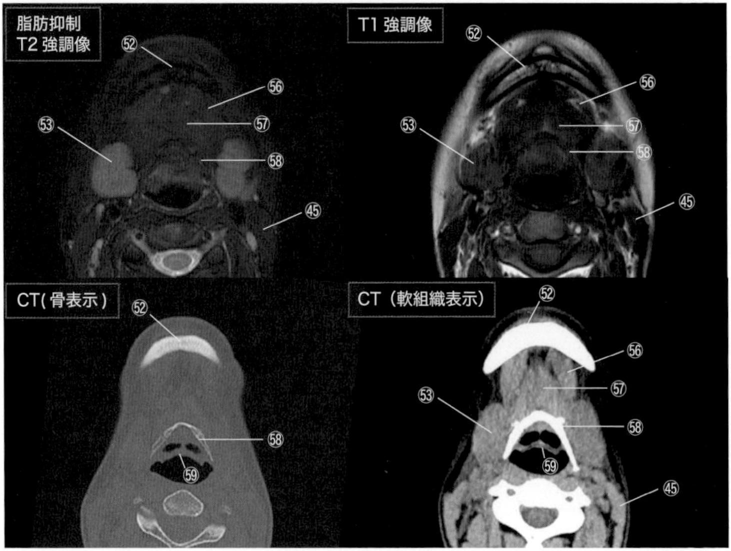

①篩骨洞　②蝶形骨洞　③視神経管　④上眼窩裂　⑤眼球　⑥内側直筋　⑦視神経
⑧外側直筋　⑨側頭筋　⑩上顎洞　⑪正円孔　⑫翼口蓋窩　⑬下眼窩裂
⑭鼻中隔　⑮頸動脈管(内頸動脈)　⑯内耳孔(道)　⑰中耳腔(鼓室)
⑱耳小骨　⑲乳突洞　⑳乳突蜂巣　㉑卵円孔　㉒棘孔　㉓筋突起　㉔下顎頭
㉕眼窩下管　㉖外耳道　㉗(下)鼻甲介　㉘咬筋　㉙外側翼突筋
㉚蝶形骨翼状突起内側板　㉛蝶形骨翼状突起外側板　㉜上顎洞前壁
㉝上顎洞後壁　㉞大口蓋孔　㉟下顎枝　㊱鼻口蓋(切歯)管　㊲耳管隆起
㊳ローゼンミュラー窩　㊴内側翼突筋　㊵茎状突起　㊶耳下腺
㊷舌(体部)　㊸上顎(歯槽)骨　㊹下顎孔　㊺胸鎖乳突筋
㊻(上内深頸)リンパ節　㊼顎二腹筋後腹　㊽顎舌骨筋　㊾舌骨舌筋
㊿オトガイ舌筋　51舌下腺　52下顎骨体　53顎下腺　54内・外頸動脈
55内頸静脈　56顎二腹筋前腹　57オトガイ舌骨筋　58舌骨　59喉頭蓋

参考文献

Chapter 1

1）岡野友宏・他編．歯科放射線学．第 6 版．医歯薬出版；2018.
2）多田順一郎・他著．わかりやすい放射線物理学．改訂 3 版．オーム社；2018.

Chapter 2

1）岡野友宏・他編．歯科放射線学．第 6 版．医歯薬出版；2018.

Chapter 3

1）岡野友宏・他編．歯科放射線学．第 6 版．医歯薬出版；2018.

Chapter 4

1）篠田宏司監．歯科用小型 X 線 CT による 3 次元画像診断と治療．医歯薬出版；2003.

Chapter 5

1）岡野友宏・他編．歯科放射線学．第 6 版．医歯薬出版；2018.
2）荒木力監訳．MRI の基本パワーテキスト．第 3 版．メディカル・サイエンス・インターナショナル；2011.
3）絹谷清剛編．核医学テキスト．中外医学社；2013.
4）久保敦司，木下文雄．核医学ノート．第 5 版．金原出版；2015.

Chapter 6

1）岡野友宏・他編．歯科放射線学．第 6 版．医歯薬出版；2018.
2）菅原　努監．放射線基礎医学．改訂第 10 版．金芳堂；2004.
3）鬼塚昌彦・他編．放射線生物学．共立出版；2020.
4）Hall-EJ, Giaccia-AJ. Radiobiology for the radiologist. 7th ed. Lippincott Williams & Wilkins；2012.
5）日本放射線腫瘍学会．通常分割照射における正常組織の耐容線量．https://www.jastro.or.jp/medicalpersonnel/guideline/12appended.pdf（2021 年 8 月 30 日アクセス）

Chapter 7

1）岡野友宏・他編．歯科放射線学．第 6 版．医歯薬出版；2018.
2）ICRP Publication 103．国際放射線防護委員会の 2007 年勧告（日本語版）．https://www.icrp.org/docs/P103_Japanese.pdf（2021 年 8 月 30 日アクセス）

Chapter 8

1）岡野友宏・他編．歯科放射線学．第 6 版．医歯薬出版；2018.
2）日本歯科放射線学会編．歯科臨床における画像診断アトラス．第 2 版．医歯薬出版；2020.

3）尾尻博也，酒井 修編．頭頸部のCT・MRI．第3版．メディカル・サイエンス・インターナショナル；2019.

Chapter 9

1）日本歯科放射線学会編．歯科臨床における画像診断アトラス．第2版．医歯薬出版；2020.
2）有地榮一郎・他監．歯科衛生士テキスト　わかりやすい歯科放射線学．第3版．学建書院；2017.

Chapter 10

1）岡野友宏・他編．歯科放射線学．第6版．医歯薬出版；2018.
2）日本歯科放射線学会編．歯科臨床における画像診断アトラス．第2版．医歯薬出版；2020.
3）A.K. El-Naggar et al. WHO Classification of Head & Neck Tumours. 4th ed. WORLD HEALTH ORGANIZATION；2017
4）清水正嗣，神田重信監．口腔画像臨床診断学．アークメディア；2010.

Chapter 11

1）岡野友宏・他編．歯科放射線学．第6版．医歯薬出版；2018.
2）日本歯科放射線学会編．歯科臨床における画像診断アトラス．第2版．医歯薬出版；2020.
3）頭頸部癌学会編．頭頸部癌取扱い規約．第6版補訂版．金原出版；2019.
4）尾尻博也著．頭頸部の臨床画像診断学．改訂第4版．南江堂；2021.

Chapter 12

1）岡野友宏・他編．歯科放射線学．第6版．医歯薬出版；2018.
2）日本歯科放射線学会編．歯科臨床における画像診断アトラス．第2版．医歯薬出版；2020.

Chapter 13

1）岡野友宏・他編．歯科放射線学．第6版．医歯薬出版；2018.

Chapter 14

1）岡野友宏・他編．歯科放射線学．第6版．医歯薬出版；2018.
2）井上俊彦・他編．放射線治療学．改訂6版．南山堂；2017.
3）村上秀明・他．放射線治療に用いられるα線の基礎．歯科放射線 2021；61（2）：1-6.
4）村上秀明．放射線療法．口腔外科学．第4版（白砂兼光，古郷幹彦編）．医歯薬出版；2020.
5）村上秀明．放射線治療の概念と治療機器．歯科放射線学．第6版（岡野友宏・他編）．医歯薬出版；2018.

索引

こ

さ

し

す

せ

【編著者略歴】

飯《いい》久《く》保《ぼ》正《まさ》弘《ひろ》

1994 年　東北大学歯学部卒業
2016 年　東北大学病院特命教授
2020 年　東北大学大学院歯学研究科歯科医用情報学分野教授

村《むら》上《かみ》秀《しゅう》明《めい》

1988 年　大阪大学歯学部卒業
1992 年　大阪大学大学院歯学研究科博士課程修了
2017 年　大阪大学大学院歯学研究科歯科放射線学教室教授

歯科国試パーフェクトマスター
歯科放射線学　第 2 版　ISBN978-4-263-45888-4

2021 年 9 月 25 日　第 1 版第 1 刷発行
2022 年 11 月 25 日　第 2 版第 1 刷発行

編著者　飯 久 保 正 弘
　　　　村 上 秀 明
発行者　白 石 泰 夫

発行所　**医歯薬出版株式会社**

〒113-8612　東京都文京区本駒込 1-7-10
TEL. (03)5395-7638(編集)・7630(販売)
FAX. (03)5395-7639(編集)・7633(販売)
https://www.ishiyaku.co.jp/
郵便振替番号　00190-5-13816

乱丁，落丁の際はお取り替えいたします　印刷・教文堂／製本・愛千製本